JN085993

症例から学ぶ 子どもの構音障害

編著
能登谷晶子
諏訪美幸

共著 (五十音順)
池田泰子
大塚満美子
折戸真須美
木村聖子
外山　稔
三村邦子
薮越文佳
弓削明子
吉岡　豊

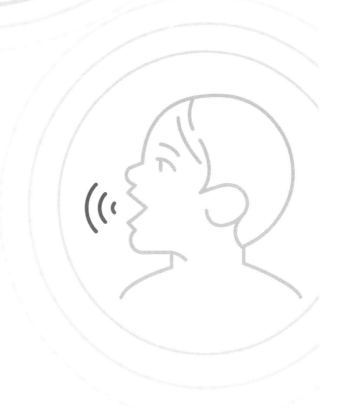

建帛社
KENPAKUSHA

は じ め に

　2020年から世界を席巻している新型コロナウイルス感染症は今年（2022年）も続き，その影響で，さまざまな関連学会で言語聴覚士（ST）の先生方と直接お会いして，切磋琢磨する機会が減ってきてしまいました。このままでは言語聴覚障害学の発展も足踏み状態になるのではないかと案じ，以前から温めていた子どもの構音障害（発音の障害）に関する書籍を発行することを考えました。

　ST養成校を卒業したばかりの有資格者が，実践の場に出たときに，臨床場面で「自分の訓練方法は適切なのだろうか」，「どのように指導していくと良いのだろうか」など，疑問を抱えながら，一人職場で誰にも相談できずに臨床に取り組まざるを得ないこともあると聞いています。そこで，STを目指す養成校の学生，小児の構音障害を担当しているST，ことばの教室や特別支援学校の教員向けに，症例を提示しながら現場でSTがどのように評価・訓練を進めていくのかを表にまとめ，経過がわかりやすいようにしました。

　本書の特徴は，発達障害を合併した症例に対する構音訓練・指導の試みや，難聴児に対する構音訓練・指導について多くのページを割いているところで，これまでの構音障害に関する著書ではあまり触れられていなかった部分かと思います。各症例は，「症例の概要」「評価」「全体像の整理と訓練方針」「訓練経過」を原則として順に示し，最後に「まとめ」として症例の考察を記載しています。

　今回ご執筆頂きました先生方は，いずれも臨床経験が豊富な方々です。現在はST養成校の教員や，臨床現場で日々患者の訓練指導をされている方たちで，これまでご経験された小児構音障害例について，評価から訓練の実際までをご執筆していただきました。とくに，ST養成校の教員の方には，学生さんが実習施設で臨床症例をまとめる際に，参考にできるようにとお願いした経緯があります。また，臨床現場の先生方には教科書通りに訓練がスムーズに進まなかった症例もご執筆いただきました。

　さらに，本書では難聴に伴う構音訓練指導経過だけでなく，難聴児をもつ親の立場からSTに受けた指導を家庭でどのように親子で実践しているかについても，当事者として「コラム」の形式でご執筆いただきました。また，難聴の場合には，機能性構音障害などと異なり，いったん正しい音を獲得しても聴力の悪化などを契機として構音が崩れることもありますから，定期的にフォローアップを受けることも必要です。その場合には，患者さんの会などとの連携が構音の維持に功を奏することが多いと思いますので，連携についても記載しました。

　最後に，ご執筆いただきました先生方や難聴児をもつ親御さん，NPO難聴と共に歩む親子の会 金沢方式研究会の皆様に心より感謝申し上げます。また，文献出典の確認などを担当していただきました恵寿総合病院の木村聖子ST，荒尾祐希ST，真田はるかSTに感謝申し上げるとともに，本書を出版する機会をいただきました株式会社建帛社の筑紫和男社長に深謝申し上げます。

2022年2月

編著者　能登谷晶子
諏 訪 美 幸

目　　次

第1章　構音の成り立ち　1

Ⅰ　構　音　と　は ……………………………………………………… 1
1．呼吸の仕組み ……………………………………………………… 1
2．発声器官とその働き ……………………………………………… 1
3．構音器官とその働き ……………………………………………… 2
4．構音器官と言語音 ………………………………………………… 3
5．構音障害とは ……………………………………………………… 4

第2章　機能性構音障害　7

Ⅰ　概　　　要 …………………………………………………………… 7
1．機能性構音障害を示す症例について ………………………… 7
2．評価方法 …………………………………………………………… 8
3．訓練方針・方法 …………………………………………………… 9

Ⅱ　カ行構音障害の症例 ………………………………………………… 12

Ⅲ　タ行構音障害の症例 ………………………………………………… 16

Ⅳ　サ行構音障害の症例 ………………………………………………… 21

Ⅴ　カ行・サ行・ラ行など複数の構音障害の症例 ……………………… 26

Ⅵ　カ行・サ行など複数の構音障害の症例 …………………………… 31

Ⅶ　構音全体が不明瞭な症例 …………………………………………… 36

Ⅷ　特殊な機能性構音障害の症例―日常会話が日本語と英語の場合 …… 41

Ⅸ　特殊な機能性構音障害の症例―イ列鼻咽腔構音 ………………… 46

第3章　口蓋裂による構音障害　53

Ⅰ　概　　　要 …………………………………………………………… 53
1．評価方法 …………………………………………………………… 53

　　2．治療方針・方法 ･･ *56*

Ⅱ　軟口蓋裂の症例―声門破裂音 ･･････････････････････････････････ *59*

Ⅲ　両側唇顎口蓋裂の症例―口蓋化構音 ･･･････････････････････････ *63*

Ⅳ　左唇顎口蓋裂の症例―咽（喉）頭破裂音・摩擦音 ･･･････････ *66*

Ⅴ　硬軟口蓋裂の症例―鼻咽腔構音 ･･･････････････････････････････ *73*

Ⅵ　両側唇顎口蓋裂の症例―側音化構音 ･･･････････････････････････ *79*

Ⅶ　右側唇顎口蓋裂の症例―複数の異常構音 ･･･････････････････････ *88*

Ⅷ　粘膜下口蓋裂の症例―複数の異常構音 ･･･････････････････････････ *92*

第4章　ASDやダウン症候群に合併した構音障害　　103

Ⅰ　概　　　要 ･･ *103*
　　1．機能性構音障害とその他の合併症状 ･･･････････････････････････ *103*
　　2．構音面を主訴とした症例の実際 ･･････････････････････････････ *104*
　　3．評価時の注目事項 ･･･ *106*
　　4．構音訓練の適用となる言語発達レベルについて ･････････････････ *108*

Ⅱ　ダウン症候群例の構音訓練―幼児期 ･･･････････････････････････ *108*

Ⅲ　ダウン症候群例の構音訓練―学童期 ･･･････････････････････････ *115*

Ⅳ　幼児期から学童期まで経過を追えた自閉症例 ･･･････････････････ *121*

Ⅴ　中学部から構音訓練を開始したASDに知的障害を合併した例 ･･･ *127*

●コラム-1「小学校のことばの教室の教員に指導した経験から」･･････････ *135*

第5章　難聴性構音障害　　139

Ⅰ　概　　　要 ･･ *139*
　　1．口話によるコミュニケーション ･････････････････････････････ *139*
　　2．難聴・ろう者のコミュニケーション手段の歴史 ･･･････････････ *140*
　　3．「難聴性構音障害」という分類の提案 ･･････････････････････････ *141*
　　4．難聴児の構音訓練 ･･･ *144*

Ⅱ　家庭内での訓練が十分確保できなかった先天性難聴児の
　　構音訓練（補聴器装用例）⋯⋯⋯⋯⋯⋯⋯⋯⋯⋯⋯⋯⋯⋯⋯ *145*

Ⅲ　乳幼児期から滲出性中耳炎を繰り返した高度難聴例の
　　構音訓練（補聴器装用例）⋯⋯⋯⋯⋯⋯⋯⋯⋯⋯⋯⋯⋯⋯⋯ *151*

● コラム-2「高度難聴児をもつ親の立場から（補聴器装用例）」⋯⋯⋯⋯⋯ *157*

第6章　人工内耳装用例の構音障害　　161

Ⅰ　概　　　要⋯⋯⋯⋯⋯⋯⋯⋯⋯⋯⋯⋯⋯⋯⋯⋯⋯⋯⋯⋯⋯ *161*
　　1．人工内耳装用の目指すもの⋯⋯⋯⋯⋯⋯⋯⋯⋯⋯⋯⋯⋯⋯ *161*
　　2．人工内耳の装用年齢と構音獲得⋯⋯⋯⋯⋯⋯⋯⋯⋯⋯⋯⋯ *161*
　　3．甘くなりがちな人工内耳装用児の保護者の判断⋯⋯⋯⋯⋯⋯ *165*
　　4．人工内耳装用例の長期観察の必要性⋯⋯⋯⋯⋯⋯⋯⋯⋯⋯ *165*

Ⅱ　難聴に発達障害を合併した例の構音訓練⋯⋯⋯⋯⋯⋯⋯⋯ *166*

Ⅲ　就学後も誤り音が複数残存した例⋯⋯⋯⋯⋯⋯⋯⋯⋯⋯⋯ *171*

Ⅳ　ラ行音の訓練⋯⋯⋯⋯⋯⋯⋯⋯⋯⋯⋯⋯⋯⋯⋯⋯⋯⋯⋯ *177*

● コラム-3「重度難聴児をもつ親の立場から（人工内耳装用例）」⋯⋯⋯⋯ *183*
● コラム-4「重度難聴児をもつ親の立場から（人工内耳と補聴器の併用例）」⋯⋯⋯ *187*

第7章　構音訓練が可能になるために必要な要因　　191

Ⅰ　構音の習得と訓練適応⋯⋯⋯⋯⋯⋯⋯⋯⋯⋯⋯⋯⋯⋯⋯⋯ *191*
　　1．発達途上の構音の誤り⋯⋯⋯⋯⋯⋯⋯⋯⋯⋯⋯⋯⋯⋯⋯ *191*
　　2．構音訓練の適応と開始年齢⋯⋯⋯⋯⋯⋯⋯⋯⋯⋯⋯⋯⋯ *191*

Ⅱ　定型発達児と難聴児の音韻意識⋯⋯⋯⋯⋯⋯⋯⋯⋯⋯⋯ *193*
　　1．定型発達児の音韻意識⋯⋯⋯⋯⋯⋯⋯⋯⋯⋯⋯⋯⋯⋯⋯ *193*
　　2．難聴児の音韻意識⋯⋯⋯⋯⋯⋯⋯⋯⋯⋯⋯⋯⋯⋯⋯⋯⋯ *194*

● コラム-5「学童期以降に構音訓練を継続できるシステムとしての患者会の組織」⋯ *197*

第1章

構音の成り立ち

I 構音とは

1．呼吸の仕組み

　私たちは，生命を保つために，絶えず呼吸をしている。呼吸によって鼻や口から吸い込んだ空気は，器官を通って肺に送られ，ろっ骨の間にある筋肉や横隔膜を動かすことによって空気の出し入れをしている。肺から押し出される空気が声道（咽頭・口腔・鼻腔）を通過する際に，普段は開いている声帯が狭まることによって通過する空気が振動し，声道を変化させ共鳴音をつくり出して（調音），音色を変化させることにより声となる。

　世界中で感染が広まった新型コロナウイルス感染症（COVID-19）は，初期には発熱と咳嗽が主症状であるが，重症化すると肺炎を患う。息苦しく呼吸ができなくなるので，発声もしづらくなるのである。呼吸と発声は切っても切れない関係にある。

2．発声器官とその働き

　喉頭で産生された喉頭原音は声道を通り，発語器官で言語音となる。

・**発声**：肺から送られた呼気（吐く息）は，声帯を振動して喉頭原音を産生する。呼気の強さや声帯を含めた喉頭の構えを調節することで，声の高さや強さ，声質（音色）を変えることができる。声の音色は個人の喉頭・声帯振動様式と声道の共鳴により決まる。

・**共鳴**：喉頭から咽頭・口腔，鼻腔までの共鳴腔（体の中で声が反響する空洞部分）を変化させて，喉頭で発せられた音声にそれぞれの特性を与えて母音を区別し，鼻咽腔閉鎖（口腔と鼻腔の間を閉鎖させる機能）により，鼻音と非鼻音を区別する。

（1）喉 頭

　喉頭は音声をつくる器官であり，喉頭を調整させることで声の強さや高さの調節，有声音と無声音の区別などが行われる。肺からの呼気により声帯が振動して音声が発声され，声の高低は声帯の長さで調節される。有声音では声帯振動が行われるが，無声音の場合声帯は振動せず，声の大きさは呼気の強さにより調節される。

(2)　咽　頭

　咽頭は上咽頭，中咽頭，下咽頭からなるが，構音器官として最も重要な役割は鼻咽腔閉鎖機能である。発声，嚥下（えんげ），ブローイングなどのときに，軟口蓋（なんこうがい）と咽頭後壁や咽頭側壁により鼻咽腔を閉鎖して，鼻腔と口腔を遮断する。扁桃肥大は軟口蓋の動きを妨げることがあるので，口蓋扁桃肥大（へんとう）の有無・程度を調べる。また，咽頭側壁の正中への動きや咽頭腔の深さ，咽頭後壁の前方への動きも確認する。

3．構音器官とその働き

　構音の産生には先に示した発声器官に加えて，発語器官が関与するため，発語器官の形態と機能を把握する必要がある。口腔内の形態は手術や歯科治療，発達によっても変化をするので，定期的な評価が必要なこともある。

　言語音産生の過程に関わる器官を構音器官といい，阿部[1]が報告している，人の顔を横から見た構音器官を図1-1に示した。

(1)　口　蓋

　口蓋（こうがい）は軟口蓋と硬口蓋からなり，鼻腔と口腔を分ける隔壁となっている。構音時には軟口蓋が後上方に挙上し，咽頭後壁・咽頭側壁とともに鼻咽腔を閉鎖するが，鼻音産生時には軟口蓋が下がり，音に鼻腔共鳴を与える。また，舌の先端部を舌尖（こう），上面を舌背（ぜっぱい）という。舌背が軟口蓋に接することにより軟口蓋音（ぜっせん）がつくられる。硬口蓋は舌とともに硬口蓋音をつくる。

・**硬口蓋**：口蓋の前方2/3を占める硬い骨のある部分で，口蓋裂の手術後に瘻孔（ろうこう）を形成することがある。瘻孔が認められた場合は，その大きさや位置を確認する。瘻孔より前方で構音される音で影響されることが多いので，開鼻声や呼気鼻漏出による歪み（ゆがみ）など構音への影響を調べる。

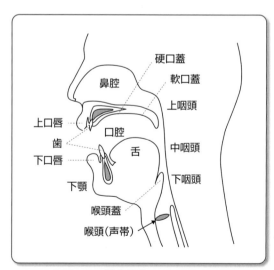

図1-1　構音器官（横から見た図）
（阿部雅子：構音障害の臨床（改訂第2版），p.3，金原出版，2008を一部改変）

・**軟口蓋**：鼻咽腔閉鎖機能の主要な器官である。軟口蓋の長さ，左右の対称性，瘢痕（はんこん）（手術の傷あと）の程度，瘻孔の有無について調べる。機能として，/a:/ 発声時の軟口蓋の動きと挙上の程度，左右差の有無を確認する。また，咽頭側壁や咽頭後壁との協調運動も観察する。粘膜下口蓋裂が疑われる場合は，口蓋垂裂の有無，硬口蓋後端を触診し欠損を確認する。また，〔a:〕発声時に軟口蓋正中がV字にへこんでいないかを確認する。

(2)　**舌**

舌はその形態を変化させるとともに，下顎（かがく）の開閉により口腔の形を変えて共鳴腔を変化させて，母音の「あいうえお」を区別する。また，破裂音（はれつおん），摩擦音（まさつおん），破擦音（はさつおん）などの子音は，舌を歯，歯茎，硬口蓋，軟口蓋などにそれぞれ近接させ産生する。舌の大きさや非対称性，舌小帯短縮（ぜっしょうたい）を観察し，舌運動（突出，左右，挙上，反転）を確認する。

(3)　**口　唇**

口唇は呼気を破裂させるように強く出したり，上下唇で狭め（せば）をつくり息を軽く出したりすることで口唇音をつくる。また，口唇の開き具合によって母音の違いをはっきりさせる。口唇形成術後，鼻と口との間にある縦の溝が短い，あるいは瘢痕があると，口唇閉鎖が困難な場合がある。開閉，突き出し，横引きなどの動きを確認する。

(4)　**顎**

下顎の運動により口の開閉が調整され，それぞれの母音の特徴を明らかにする。

(5)　**歯列・咬合**

欠損歯や捻転歯は歯茎音（しけいおん）（摩擦音，破擦音）に影響を及ぼすことがある。また，上顎突出（がく）（じょう）や中間顎の突出は口唇閉鎖ができず，両唇音が歯音化することがある。反対に下顎突出（かいこう）や開咬は，歯茎音が歯間音（しかんおん）化することがある。欠損歯，捻転歯，上下の顎突出，開咬は構音に影響を及ぼすため確認が必要である。

(6)　**鼻**

外鼻の変形や鼻孔の狭窄（きょうさく）の有無を観察し，鼻息鏡（びそくきょう）を用いて鼻呼吸が可能かについても確認をする。鼻呼吸ができない場合は，耳鼻疾患など鼻咽腔が狭窄していることが疑われるので，耳鼻咽喉科の診察をすすめる。また，鼻渋面（びじゅうめん）（鼻翼や鼻根部にしわが寄っている状態）がみられる場合は，鼻咽腔閉鎖機能不全が疑われる。

(7)　**協調性**

構音器官は個々に独立して動くのではなく，総合的に協調しながら動いて種々の音をつくるそれぞれの働きがある。

4．構音器官と言語音

言語音は喉頭およびその上方の声道からつくる咽頭・口腔領域の器官の働きによりつくられる。構音に関与するこれらの器官を構音器官と呼び，下顎，舌，唇，軟口蓋などの運動によってその形態を変化させることでことばや声がつくられる。音声の最

表1-1　日本語の子音

		両唇音	唇歯音	歯音	歯茎音	歯茎・硬口蓋音	硬口蓋音	軟口蓋音	口蓋垂音	声門音
鼻　音	有声音	m			n	ɲ		ŋ	N	
破裂音	無声音	p			t			k		
	有声音	b			d			g		
摩擦音	無声音	ɸ	f	θ	s	ʃ	ç			h
	有声音		v	ð	z	ʒ				
破擦音	無声音				ts	tʃ				
	有声音				dz	dʒ				
はじき音	有声音				ɾ					
接近音（半母音）	有声音						j	w		

（本間慎治編著：言語聴覚療法シリーズ7　改訂 機能性構音障害，p.9，建帛社，2013）

小単位を音という。音のうち「あ，い，う，え，お」のように空気の流れが妨げられずに流出する音を母音，一方，舌や口形を変えて，なんらかの空気の妨げが加わることにより産生される音を子音という。切れ目がなく，ひと続きであると感じられる音を音節といい，この言語音のつくられ方を構音様式という。子音は声帯振動を伴うか否かで有声子音と無声子音に分けられる。

　日本語の五十音は，母音と，子音＋母音からなっており，英語のように子音＋子音という音つながりがない。しかし，考えているときの「んー」などのように，母音とくっつかずに，子音単体で音として産生されることもある。子音の多くは口腔内の口蓋，舌，口唇などでつくられた狭めからの呼気の流れを出すことによってつくられる。この音がつくられる場所を構音点といい，口唇音，歯茎音，口蓋音，声門音などに分類され，本間[2]が表1-1のようにまとめている。構音様式から音の種類をみると，破裂音，摩擦音，破擦音，鼻音，弾音などがあり，用語の詳細を以下に示した。

・**破裂音**：声道のどこかを閉鎖し，急激に破裂させる際に生じる音である。
・**摩擦音**：声道のどこかにつくった狭めを呼気が通過する際に生じる音である。
・**破擦音**：破裂音と同様に声道のどこかを閉鎖し，それを解放する際に狭めを保ち，その狭めを呼気が通過する際に生じる音である。
・**鼻音**：鼻腔へ呼気を流出させて共鳴を得る音で，鼻咽腔閉鎖機能が必要でない音である。
・**弾音**：はじき音ともいわれ，舌尖で歯茎部を一度はじく際に生じる音である。

5．構音障害とは

　構音障害とは，ことばの理解はできており，伝えたいことばははっきりしているが，音を受信する器官やつくる器官，および音をつくる学習過程や動きなどになんら

かの問題が生じ，正しく構音できない状態のことである。

　構音障害は，その原因により機能性構音障害（第2章参照），口蓋裂による構音障害（第3章参照），難聴性構音障害（第5章，第6章参照），運動障害性構音障害などに分類される。詳細については各章を参照してほしい。

　岡崎ら[3]は，音がつくられる場所を図1-2のようにまとめ報告している。

　また構音は，子どもの発達とともに獲得されていくので，おおよその完成時期なども念頭に入れておく必要がある。

　定型発達では，生後2ヵ月頃から泣き声の種類が増え，泣かずに声を出すようにもなる。規準喃語の時期には，まず母音に似た音，続いて半母音「ワ行・ヤ行（/w/・/y/）」，「パ行・バ行・マ行（/p/・/b/・/m/）」などの口唇を使う音，その後に舌を巧みに使う子音「タ行・ダ行・ナ行（/t/・/d/・/n/）」などや，奥舌を使う「カ行・ガ行（/k/・/g/）」などの音を獲得していく。その後に「サ行・ザ行（/s/・/dz/）」や「ラ行（/r/）」なども産生できるようになっていく（第7章を参照）。

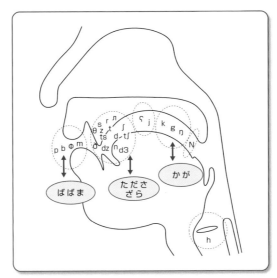

図1-2　音がつくられる場所
（岡崎恵子　他：口蓋裂の言語臨床，p.122，医学書院，1997を一部改変）

引用文献

1）阿部雅子：構音障害の臨床（改訂第2版），p.3，金原出版，2008
2）本間慎治編著：言語聴覚療法シリーズ7　改訂 機能性構音障害，p.9，建帛社，2013
3）岡崎恵子，相野田紀子，加藤正子　他：口蓋裂の言語臨床，p.122，医学書院，1997

参考文献

・加藤正子，竹下圭子，大伴潔編：特別支援教育における構音障害のある子どもの理解と支援，学苑社，2012
・平野哲雄，長谷川賢一，立石恒雄　他編：言語聴覚療法マニュアル（改訂第3版），協同医書出版社，2014

第2章

機能性構音障害

Ⅰ 概　要

1．機能性構音障害を示す症例について

1）機能性構音障害の定義

「機能性構音障害」は，器質的な異常および神経や筋系の異常などの原因が特定できない構音障害であり，構音獲得過程で誤って学習した状態と考えられる。一般的に「赤ちゃんことば」や「幼児音」，「未熟構音」と呼ばれることもあり，対象は主に小児となる。ただし，成人でも小児期からの構音の状態が継続している場合もあり，頻度としては少ないものの，後天的に誤った癖が定着する場合もある。なお，「機能性構音障害」という用語について，近年は歴史的背景や要因および関連問題などの観点から，再考の必要性が論じられることもある。

また，米国精神医学会が作成する精神障害の診断・統計マニュアル第5版（DSM-5）では，「Neurodevelopmental Disorders　神経発達症群／神経発達障害群」の中の「Speech Sound Disorder　語音症/語音障害」[1]，世界保健機関（WHO）が2018年に示した「国際疾病分類第11改訂（ICD-11）」では，「Developmental speech sound disorder　発達性語音症」[2] が該当すると考えられる。

2）機能性構音障害の背景

機能性構音障害の国内における発生率は明らかにはなっていない。参考となる報告として，森実ら[3] によれば，「就学時健診の231児」へのスクリーニング調査において，「言語聴覚士が構音障害の所見ありと評価した」にあたる対象児は「32児」であった。すなわち，割合としては13.9％であり，「入学時にすべての発音が上手にできている子は8〜9割」とされる一般的な目安とも合致する。ただし，「機能性構音障害」であるのか，「正常な構音発達の途上」であるのか，その判断は難しい場合も多い。

また，性差として，多田ら[4] の報告では，機能性構音障害99例のうち「男性64例，女性35例」，富永ら[5] の報告では，機能性構音障害と診断された幼児および児童242名で「男児168，女児74」であり，男児に多い傾向は臨床的にも広く認められる。

なお，機能性構音障害の原因は明らかではないものの，構音器官の運動能力や，言

語発達や音韻発達との関連などが指摘されている。機能性構音障害をきっかけとして，音韻認識の課題や読み書き学習の課題が明らかになる場合もある。そのため，対象児の言語発達全般を支援していく必要があるとともに，機能性構音障害と関連障害についての検討は，今後の課題として期待される。

3）機能性構音障害の内訳

機能性構音障害の内訳について，阿部[6] の報告では，10年間の外来症例1197例のうち機能性構音障害250例の中で，特異な構音操作の誤りである「異常構音」は129例，そのうち「側音化構音52％，鼻咽腔構音20％，声門破裂音16％，口蓋化構音12％」とされている。多田ら[4] の報告では，機能性構音障害99例のうち「置換58例，側音化構音36例，口蓋化構音12例，声門破裂音7例，鼻咽腔構音4例，省略5例」であり，音の置換では「6歳以下では /s/，/dz/，/ts/，/k/，/g/ に生じやすいが，7歳以上ではそれに加え，/ki/，/gi/，/ke/，/ge/ のみの置換の割合が多かった」，「両群ともに /s/→/t/，/ts/→/tʃ/，/dz/→/dʒ/，/k/→/t/，/ki/→/tʃ/，/r/→/d/ などの通常の構音発達途上にみられる音の置換が多かった（音声表記は筆者一部改変）」とされている。また，今井[7] の報告では，機能性構音障害116名のうち「発達途上の構音の誤り67.3％，特異な構音操作の誤り30.8％，その他の誤り1.9％」で，発達途上の誤りでは「s，ts，dz，ç，tç，dz，rの破裂音化・破擦音化32.7％，k，gのt，dへの置換29.0％」など，特異な構音操作の誤りでは「側音化構音19.1％，声門破裂音5.6％，口蓋化構音3.7％，鼻咽腔構音2.5％」などとされている。

これらの報告から，「発達途上の構音の誤り」が約半数以上であり，その中ではサ行・ザ行などの置換が最も多く，次にカ行・ガ行の置換が多く，「特異な構音操作の誤り」の中では，側音化構音が最も多いという共通点が認められる。

4）機能性構音障害が疑われる場合の接し方

小児が正常な構音を獲得するまでの発達過程においては，構音発達とともに「音を扱う力」としての音韻意識の発達も進んでいく（第7章参照）。構音そのものは可能であっても，音韻発達の成長途中で生じやすい「音の配列の誤り」については，次頁の構音検査の項を参照されたい。

この時期に大切なことは，周囲の人が指摘したり，わざとまねをしたり，無理に正しく言わせようとしたりしないことである。本人が意識しすぎると，自然な構音発達が妨げられたり，「おしゃべりの楽しさ」を損なうことによって二次的問題が生じたりするからである。周囲の人は自然なことばで話しかけ，自由な会話を一緒に楽しむことが，構音発達や言語発達の促進にもつながる。そのため，保護者に対しての言語環境調整が必要となる場合もある。

2．評 価 方 法

1）言語全般の確認

聴力や言語発達，全般的発達について課題がないか，聴力検査，言語発達検査，知

能検査，発達検査などを実施する。

２）構音器官機能検査

発声発語器官の中でも，特に構音に関連の深い器官の形態や機能について評価する（第１章参照）。それぞれの器官の運動面の巧緻性や機能も，成長とともに発達していく。特に鼻咽腔閉鎖機能の評価は，粘膜下口蓋裂や先天性鼻咽腔閉鎖不全症などとの鑑別のためにも重要となる（第３章Ⅰ概要参照）。

３）構音検査

構音の状態の評価には，「新版 構音検査」[8]が広く用いられている。この検査は「会話の観察，単語検査，音節検査，音検査，文章検査，構音類似運動検査，単語検査まとめ１・２，結果の分析とまとめ」[8]で構成されていて，子どもに実施しやすいよう配慮されている。検査や遊びの場面観察を通して，各レベルの発話において，構音の正誤のみでなく，誤り音の種類と内容，構音操作の特徴，誤りの起こり方や誤り方の一貫性などをみる。臨床では検査を部分的に簡略化して実施する場合もあり，検査者には構音発達に対する理解や聴取訓練などが必要である。誤り音について，強い聴覚刺激や口形見本の提示などによる復唱で改善が認められるかどうか，「被刺激性」を確認することも重要である。

誤りの種類は，「構音の誤り」と「語の音の配列の誤り」に大別される。構音の誤りは構音そのものの誤りであり，「省略，置換，歪み」の分類があり，「歪み」には「特異な構音操作の誤り」として構音動態が解明されているものもある。特異な構音操作の誤りは一般的な構音発達の成長途中には認められない歪みであることから，「異常構音」と呼ばれることもある（第３章Ⅰ概要参照）。

語の音の配列の誤りは音韻発達の成長途中に生じやすい音韻レベルの誤りであり，「音位転換，音の同化，音節の脱落，音の付加」などがある。それぞれについて「新版 構音検査」の手引書にあげられている例を表２-１に示す。

3．訓練方針・方法

１）訓 練 適 応

構音発達に対する支援としては，言語発達や構音発達を促進するための環境調整を行う支援と，構音そのものの改善を目指す直接的な構音訓練とがある。ただし，言語発達の遅れ，発達の特性，吃音（きつおん）など構音以外の合併する課題がある場合には，支援の優先順位を検討しながら対応する必要がある。

小児の構音発達は成長とともに進んでいくため，もし保護者が何らかの不安を感じている状況であれば，対象児が低年齢であっても保護者への支援が有用となる。そのような場合には，数ヵ月に一度の頻度で，順調な構音発達のための環境調整を行う。具体的には，言語発達や構音発達を評価したうえで，一般的な構音発達について説明したり，言語発達を促進するための関わり方を助言したり，構音器官の活用や音韻発達の促進を目的とする遊びの例を示したりする。そして，正常構音を獲得して日常会

表2-1　誤りの種類

種　類	分　類	特　徴	例	一般的な聞こえ方
構音の誤り	省略	子音が抜けて後続の母音だけが聴取される	[mikaɴ]→[miaɴ]	みかん→みあん
	置換	音が他の音に替わって聴取される	[mikaɴ]→[mikaɴ]　t	みかん→みたん
	歪み	省略・置換のいずれにも分類されない誤り「特異な構音操作」には側音化構音，口蓋化構音，鼻咽腔構音などがある	[mikaɴ]→[miʨaɴ]　tに近い歪み	みかん→み？ん
語の音の配列の誤り	音位転換	単語内の音配列順序が変わる音韻現象	[terebi]→[teberi]	テレビ→テベリ
	音の同化	ある音がその前後の音の影響によって音変化すること	[happa]→[pappa]	はっぱ→ぱっぱ
	音節の脱落	語の音節が脱落して語形が縮小した状態	[mikaɴ]→[kaɴ]	みかん→かん
	音の付加	余分な音あるいは音節が加わっている状態	[deɴwa]→[deɴwaɴ]	でんわ→でんわん

（構音臨床研究会編集：新版 構音検査　手引書，千葉テストセンター，2010より一部改変して引用）

話で安定して活用できるようになるまで，定期的な評価と環境調整などを継続する。

　構音そのものの改善を目指す直接的な構音訓練では，主として系統的構音訓練を行う。訓練ができるようになるのは，言語発達の面からは「〈さかな〉の中に〈か〉がある」などの音韻抽出が可能になる頃，精神発達の面からは40分程度の着席をして課題に集中できるようになる頃である。すなわち，対象年齢の目安としては，4～5歳頃からが一般的とされる。加えて，後述のように，定期的に通うことや家庭での練習などのための体制づくりが必要である。

2）系統的構音訓練

　系統的構音訓練とは，「正しい音を作り，それを習慣化させて日常会話で自由に使えるようにするための練習方法であり，単音，単音節，無意味音節，単語，短文，文章，歌，会話などと段階を追って訓練を進めていく方法」[9]とされている（表2-2）。訓練は週1回の頻度が目安で，主に言語聴覚士〔ST〕（通級指導制度においては担当教員など）が担当し，基本的には保護者の同伴が必要となる。訓練で正しい音などを誘導し，訓練者と対象児のみでなく，保護者と対象児でも練習できるようにして，訓練で獲得した構音操作について家庭での毎日の練習を通して慣れていくことが大切である。系統的構音訓練では，定期的に通えること，一緒に通う保護者と安定して毎日5～15分程度の訓練課題の復習を家庭においてできることなど，訓練のための体制づくりが重要となる。

　訓練期間や成果などは訓練環境や個人の要因も大きいが，「特異な構音操作の誤り」

表2-2 系統的構音訓練

単音の練習	目標となる音節の子音部分の産生を誘導する
単音節の練習	子音部分の後に母音をつけて目標の単音節をつくる
無意味音節連鎖の練習	目標の単音節の前後に他の音節をつける
単語練習	意味のある単語の中で目標の単音節を使う
目標の単音節それぞれについて，この段階まで練習を進める	
短文練習	短文でそれぞれの練習した音を使う
本読み・歌などの練習	限られた場面で練習した音をすべて正しく使う
会話練習	会話で練習した音を使う時間を徐々に伸ばしていく
自由会話の確認	最終的に日常会話で正しい音を使いこなす

表2-3 訓練が順調に進みにくい例

＊同一の保護者と定期的に通うことが難しい
＊家庭での保護者との練習が安定して行えない
＊保護者が正しい音と誤り音を聴覚的に弁別できない
＊保護者の接し方が厳しすぎたり甘すぎたりする
＊対象者の年齢が高い
＊構音以外に合併する課題がある

の訓練は，「発達途上の構音の誤り」と比べて訓練期間が長くなる傾向があり，訓練を進めるうえでの留意点も多い。多田ら[4]は機能性構音障害99例について，「検査場面においての会話で誤りが全く認められない状態になったもの」は「88例（88.9％）」であり，「訓練期間は1ヵ月から3年2ヵ月（2回から95回）」，「1年以内に終了したものが77例（77.8％），1年6ヵ月以内に終了したものが86例（86.9％）」，「側音化構音は音の置換より訓練期間が長い」と報告している。すなわち，訓練が順調に進めば1年から1年半で機能性構音障害の大半は改善するといえる。ただし，いくつかの要因が訓練に影響することもあるので（表2-3），これらの要因への対策や配慮が必要となる。

3）実施施設と通級指導制度

構音訓練を実施できる施設としては，病院やクリニックなどの医療機関および地域の保健センターや教育福祉施設などがあげられ，小児の構音訓練を担当できるSTのいる環境が望ましい。日本言語聴覚士協会のアンケート調査の報告[10]によれば，「1年間に担当した子どもの総数」のうち4割以上が構音の問題を有しており，そのうち「機能性構音障害」は15.8％である一方で，「知的障害，発達障害などさまざまな障害に伴う構音の問題」という合併例が70.6％であり，対応方法としては「構音の改善を目的とし，直接的な構音指導を行った群」が49.3％，「直接的な指導を行わなかったが（中略）構音改善の働きかけを行った群」が29.0％とされている。このようにSTは，対象児の全般的発達を捉えながら，構音障害に対する支援を検討しているという状況がうかがわれる。

　また，小学校の入学後には通級指導制度が活用でき，通常授業の振り替えという形式で「ことばの教室」などで指導を受けることができる。なお，通級指導制度については，次項（Ⅱカ行構音障害の症例）を参照されたい。

Ⅱ　カ行構音障害の症例

1．症例の概要（初回評価時：8歳8ヵ月，男児）

〈主　訴〉本児より：「かきくけこ」が気になる。お父さんと練習している。

　　母親より：小学3年生の耳鼻科検診で「機能性構音障害」と指摘を受けた。1・2年生の担任の先生からも言われていた。そろそろちゃんとしなきゃと思う。

〈現病歴〉カ行の言いにくさを自覚しており，周囲からも指摘されていた。小学3年生の耳鼻科検診にて機能性構音障害の指摘を受け，8歳8ヵ月に構音評価・訓練目的にて当院受診，言語聴覚療法開始となる。

〈耳鼻咽喉科所見〉機能性構音障害，その他に特記すべき所見なし。

〈発達歴〉出生時体重：2,312g。定頸：3ヵ月頃。始歩：1歳。始語：1歳頃。二語文：2歳頃。

〈教育歴〉年中組より幼稚園へ通園。初回評価時は私立小学校3年生。

〈家族構成〉父親，母親との3人家族。

〈言語指導経過など〉小学3年生の8歳8ヵ月に初回評価を行い，私立小学校へ通学中のため公立小学校の通級制度の対象外であり，8歳9ヵ月から当院にて訓練開始となった。週1回の通院頻度で系統的構音訓練を進め，8歳11ヵ月からは日程などを相談しながら継続した。9歳2ヵ月には訓練時の誤り音は認められなくなり，母親からも「もう気にならなくなっている」とのことで，訓練経過から日常会話での正常構音の活用は安定に向かっていると考えられ，訓練終了となった。

2．評　　価

1）初回評価時の構音の様子（8歳8ヵ月時）

⑴　会話全般からの評価

　コミュニケーション態度は良好で，積極的に会話にも課題にも取り組めていた。ささやき声への反応および耳鼻咽喉科診察から聴力の問題は認められず，質問応答などの反応から言語発達は年齢相応と思われた。

⑵　構音器官の形態

　構音器官に器質的な異常は認められなかった。

⑶　構音器官の機能など

　口唇をとがらす，口唇を横に引く，頬をふくらませる，舌を前に出す，舌を左右の口角につける，舌尖を挙上して上口唇に触れるなどの課題で運動面の支障はなかっ

た。聴覚的に開鼻声は認められず，鼻息鏡での確認でも鼻咽腔閉鎖機能の異常は認められなかった。

⑷　**構音検査（単語）結果**

〈方　法〉絵カード提示にて呼称

〈結　果〉

　　・軟口蓋破裂音が歯茎破裂音へ置換　　k → t，g → d

　　（例：koppu（コップ）→ toppu（トップ），poketto（ポケット）→ potetto（ポテット），taiko（タイコ）→ taito（タイト），ke:ki（ケーキ）→ te:tɕi（テーチ），gohaɴ（ゴハン）→ dohaɴ（ドハン），megane（メガネ）→ medane（メダネ），usagi（ウサギ）→ usadi（ウサディ）など）

　　なお，単語および単音節の復唱でも同様の誤りで，被刺激性は認められなかったが，会話の中では/ki/で良い音が出る場合もあった。

3．全体像の整理と訓練方針

　置換を主体とする機能性構音障害が認められ，小学3年生であり，子ども自身も構音の誤りを自覚していて「言えるようになりたい」との希望があり，母親からも訓練希望があった。私立小学校へ通学中のため公立小学校の通級指導制度の対象外であり，当院にて構音訓練の開始予定となった。子どもと母親へ系統的構音訓練の流れを説明して，自宅での父親との自主練習は中止として，母親との通院と併せて母親と自宅練習をしてもらう予定とし，自宅練習について母親指導を実施した。

4．訓 練 経 過

　訓練経過を以下の表に示す。毎回の訓練のはじめには，前回までの内容について自宅練習を確認して，必要な場合は修正をして進めていった。

年　齢	訓練を行った音	誘導方法など
8歳9ヵ月 （2週目）	・/ga/の単音節	・「お口を開けて〈んー〉」という声かけから/ŋ:/を誘導 ・「んあー」として/ŋ: + a:/から誘導 ・本児も「練習の方法で言えた」という実感をもてていた
8歳9ヵ月 （3週目）	・/ga/の無意味音節 ・/ga/が語頭の単語	・口形の見本提示を伴う復唱にて可能 ・有意味語であることを本児が意識すると/da/になる場合があったが，本児も母親も聴覚弁別できていた ・「練習の〈んあー〉だよ」の声かけで言い直しを促すと改善
	・/ga/が語尾の単語	・言い直しでの改善が語尾の単語では不確実であったため保留

8歳9ヵ月 （4週目）		（母親の仕事の都合で休み）
8歳10ヵ月 （1週目）	・/ga/ の修正	・自宅練習の確認で，本児も母親の見本も「んーあー」と2モーラのようになってしまう傾向が認められた ・モーラ数を指の見本で示して「んあー」で一つのまとまりであることを意識するように促すと改善した（図2-1：指の見本）
	・/ga/ が語尾と語中の単語 ・/go/ の単音節と無意味音節	・復唱にて可能 ・「んおー」として /ŋ: + oː/ から誘導
8歳10ヵ月 （2週目）	・/go/ の単語 ・/ge/ の単語まで ・/ka/ の導入	・復唱にて可能 ・復唱にて可能 ・「〈が〉の内緒話」から /kaː/ を誘導
8歳10ヵ月 （3週目）	・/ka/ の単音節	・/ka + aː/ から誘導 ・次回予約は帰省予定のため1ヵ月後
8歳11ヵ月 （2週目）	・自由会話 ・/gu/ の単語まで ・/gi/ の導入 ・/ka/ の単語まで	・「か・け・こ・が・げ・ご」で浮動的に良い音の般化が認められた ・復唱にて可能 ・/di/ との弁別が本人も母親も不確実なため保留 ・復唱にて可能
8歳11ヵ月 （4週目）		（電話にて本児より「今日はおばあちゃんといて練習に行けない，お母さんとの練習はできている，外国へ旅行するから，練習に行けなくなる」）
9歳0ヵ月 （4週目）		（電話にて母親より「だんだん練習しなくなっていて，子どもが〈か〉を気にして不自然な音になっているときがある」と通院再開希望，本児へは「次に会うまで練習は一休みで大丈夫」と伝言）
9歳1ヵ月 （2週目）	・構音の確認 ・音読の導入	・呼称課題で，「ポケット」→「ポチェット」と，「ケーキ」→「ケーチ」の誤り音が認められた ・音読や自由会話では，良い音が主体となっていたが，「き・け・ぎ・げ」で「ち・ちぇ・じ・じぇ」になったり，「ぼくが」などの助詞の「が」で「だ」になったりすることが浮動的に認められた ・本児も母親も誤り音の弁別が不確実であったが，「〈け〉があったよ」などの声かけにて修正可能 ・「ゆっくり100点の音で読もう」との促しで誤り音が減少

		・母親へは「気になる音があれば，〈もう一度ゆっくりで聞かせて〉と声をかける」という形で確認することをすすめた
9歳1ヵ月（4週目）	・自由会話 ・音読 ・会話練習の導入	・「き・け・ぎ・げ」の誤り音が浮動的に残存 ・「ゆっくり」に気をつけていると，誤り音は「ときどき」→「とちどき」の1回のみで，声かけにて修正可能 ・本児や母親の弁別は不確実だが，「ゆっくり」に気をつけると誤り音が減少
9歳2ヵ月（2週目）	・自由会話	・母親より「練習しなくなってしまったけど，もう気にならなくなっている」 ・誤り音は認められなくなっていた ・小学3年生の2学期で日程調整も容易ではなく，訓練経過から日常会話での正常構音の活用は安定に向かっていると考えられ，訓練終了となった

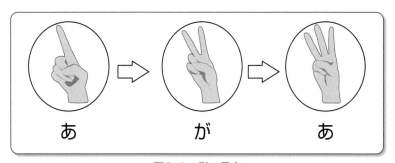

図2-1　指の見本

5. ま　と　め

　置換を主体とする機能性構音障害が認められた。私立小学校へ通学中のため公立小学校の通級指導制度の対象外であり，小学3年6月から当院にて構音訓練を開始した。週1回の通院頻度で系統的構音訓練を進め，夏休みからは日程などを相談しながら継続した。小学3年11月には母親から「もう気にならなくなっている」とのことで，訓練時の自由会話でも誤り音は認められなくなり，訓練経過から正常構音の活用は安定に向かっていると考えられ，訓練終了となった。訓練回数は9回，訓練期間は6ヵ月であった。

　なお，通級指導制度とは，「学校教育法施行規則の第140条に基づく，大部分の授業を通常の学級で受けながら，一部の授業について障害に応じた特別の指導を特別な場で受ける教育形態」[11]であり，いわゆる「通級による指導」とされる制度である。「ことばの教室」や「ことばときこえの教室」と呼ばれ，公立小学校の一定地域ごと

に教室が設立されている場合が多い。教室が在籍校にない場合は，他校で受けることも可能である。ただし，私立小学校などの児童は対象外となる場合がある。通級指導においては小学校の担当教員が指導を行い，保護者同伴での個別対応が基本となる。研修や定期的な経過相談などの形式でSTとの連携が図られることもある。

Ⅲ ヤ行構音障害の症例

1．症例の概要（初回評価時：5歳5ヵ月，男児）

〈主　訴〉　母親より：言い間違いがあって，幼稚園の先生から指摘を受けた。家族でも話がわかりづらいことがある。

〈現病歴〉　以前より言い間違いやわかりづらさとして周囲が気にかけていた。幼稚園の先生から保護者への指摘で5歳5ヵ月に構音評価目的にて当院受診，言語聴覚療法開始となる。

〈耳鼻咽喉科所見〉　機能性構音障害，その他に特記すべき所見なし。

〈発達歴〉　出生時体重：約3,700g。定頸：3ヵ月頃。始歩：1歳頃。始語：2歳頃。二語文：2歳半頃。

〈教育歴〉　4歳9ヵ月より幼稚園へ通園。初回評価時は年中組。

〈家族構成〉　父親，母親，姉，兄との5人家族。

〈言語指導経過など〉　年中の5歳5ヵ月に初回評価を行い，5歳6ヵ月から訓練開始となった。週1回の通院頻度で系統的構音訓練を進め，6歳1ヵ月からは通院頻度を減らして継続した。感染症による入院などで一時的な般化停滞もあったが回復し，訓練時の誤り音の消失以降に家庭でも定着が進み，6歳8ヵ月では日常会話レベルまで正常構音の活用が安定していると考えられ，就学に向けて訓練終了となった。

2．評　　　価

1）初回評価時の構音の様子（5歳5ヵ月時）

⑴　会話全般からの評価

コミュニケーション態度は良好で，積極的に会話にも課題にも取り組めていた。ささやき声への反応および耳鼻咽喉科診察から聴力の問題は認められず，質問応答などの反応から言語発達は年齢相応と思われた。

⑵　構音器官の形態

構音器官に器質的な異常は認められなかった。

⑶　構音器官の機能など

口唇をとがらす，口唇を横に引く，頬をふくらませる，舌を前に出す，舌を左右の口角につける，舌尖を挙上して上口唇に触れるなどの課題で運動面の支障はなかった。聴覚的に開鼻声は認められず，鼻息鏡での確認でも鼻咽腔閉鎖機能の異常は認め

られなかった。

(4)　**構音検査（単語）結果**

〈方　法〉　絵カード提示にて呼称

〈結　果〉

・歯茎破裂音が口蓋化構音（聴覚的には軟口蓋破裂音に近い）

　t→kに近い歪み音（口蓋化構音），d→gに近い歪み音（口蓋化構音）

　（例：t̪aiko, poket̪t̪o, d̪eɴwa, paɴd̪a　など）

・歯茎鼻音が口蓋化構音（聴覚的には後部歯茎鼻音に近い）

　n→ɲに近い歪み音（口蓋化構音）

　（例：n̪eko, megan̪e など）

・無声歯茎摩擦音を主とするサ行がハ行へ置換

　h/s（− a, -e, -o），ɸɯ/sɯ, Çi/ɕi

　（例：semi（セミ）→hemi（ヘミ），suika（スイカ）→ɸuika（フイカ），ɸuːseɴ（フーセ
ン）→ɸuːheɴ（フーヘン），basu（バス）→baɸu（バフ））

・歯茎破擦音が口蓋化構音（聴覚的には軟口蓋破裂音に近い）

　ts→kに近い歪み音（口蓋化構音），dz→gに近い歪み音（口蓋化構音）

　（例：t̪sumiki, eɴpit̪su, d̪zoː, d̪zuboɴ, reːd̪zoːko）

　※歯茎硬口蓋破擦音の/tɕi/「ち」・/dzi/「じ」と関連拗音は良好。

　なお，単語および単音節の復唱でも同様の誤りで，被刺激性は認められな
かった。

3.　全体像の整理と訓練方針

　口蓋化構音を主体とする機能性構音障害が認められ，母親から訓練希望があった。本児が発音を意識している様子は明らかではないが，会話で伝わらなくて困ることや言い直しをさせられて嫌がることはあるようで，構音訓練の開始予定となった。まだ普段の会話では言い直しなどをさせないよう母親へ伝え，自宅練習について母親指導を実施した。口蓋化構音の改善に共通して必要な舌の脱力を優先するため，サ行から構音訓練を開始する方針とした。口蓋化構音は特異な構音操作の誤りであるが，STの示す見本音に対して，本児も母親も聴覚弁別が良好であった。

4.　訓 練 経 過

　訓練経過を以下の表に示す。毎回の訓練のはじめには，前回までの内容について自宅練習を確認して，必要な場合は修正をして進めていった。

年　齢	訓練を行った音	誘導方法など
5歳5ヵ月 （4週目）	・舌の脱力	・舌を下口唇まで出しての脱力を導入

5歳6ヵ月 （1週目）	・舌の脱力	・舌が動きやすく，全身的な緊張も目立ち，姿勢などを調整
5歳6ヵ月 （2週目）	・舌の脱力	・安定する割合が増えていたが，舌縁部が薄くなる場合があった
5歳6ヵ月 （3週目）	・舌の脱力 ・/su/の導入	・安定してできるようになった ・「そのお口で冷たい風を出して」という声かけと聴覚刺激にて挺舌での/θ:/，続いて/θ:u:/から誘導
5歳6ヵ月 （4週目）	・/su/の修正	・母親から「〈風〉が合っているかわからないときがある」 ・口の開きが大きくて/h/になる場合があり，「お口を小さく」の声かけと口形の見本提示にて改善
5歳7ヵ月 （1週目）	・/su/の単音節，無意味音節，語頭の単語	・/θ:u:/から挺舌の練習音を誘導
5歳7ヵ月 （2週目）	・/su/が語尾と語中の単語 ・/se/の単音節	・復唱にて可能 ・/θ:e:/から挺舌の練習音を誘導
5歳7ヵ月 （3週目）	・/se/の修正	・母親より「〈せ〉で力が入る」 ・「〈風〉は長すぎなくていいよ」の声かけで/θ:/の持続時間を修正
5歳7ヵ月 （4週目）	・/se/の単語まで	・復唱にて可能
5歳8ヵ月 （1～2週目）	・/sa//so/の単語まで	・/θ:/から挺舌の練習音を誘導
5歳8ヵ月 （3週目）	・/ɕi/の導入 ・/dzu/の単音節	・/tɕi/になりやすいため保留 ・/su/からの聴覚刺激にて挺舌の練習音で誘導
5歳8ヵ月 （4週目） ～5歳9ヵ月（3週目）	・/dzu//dze//dza//dzo//tsu/の単語まで	・復唱にて挺舌の練習音で可能
5歳10ヵ月 （1週目）	・/te/の単音節から単語まで	・挺舌の口形から破裂音を促し，聴覚刺激にて挺舌の練習音を誘導
5歳10ヵ月 （3週目）	・/ta//to/の単語まで	・/te/と同様に挺舌での練習音を誘導
5歳10ヵ月 （4週目）	・/de//da/の単語まで ・二語文	・復唱にて挺舌での練習音を誘導 ・復唱にて挺舌での練習音で可能
5歳11ヵ月 （1週目）	 ・/do//ne//na/の単語まで	・母親より「練習にかかる時間が長くなって，全部やれない日がある」→復習分の練習量を調整 ・復唱にて挺舌の練習音を誘導
5歳11ヵ月 （2週目）	・/nu//no/の単語まで ・/ɕi/の確認 ・本読み	・復唱にて挺舌の練習音を誘導 ・呼称で挺舌の練習音が活用可能 ・復唱形式にて導入

5歳11ヵ月 （3週目）	・本読み復唱 ・会話練習の導入	・自発的に言い直す場面もあった ・本読みの合間の会話から導入し，声かけで言い直し可能
5歳11ヵ月 （4週目）	・舌の位置の調整	・「新しい風」の声かけで，挺舌しない/s:/が模倣可能 ・歪み音は母親が聴覚弁別可能
6歳0ヵ月 （2週目）	・/su/の単音節と無意味音節の再誘導 ・会話練習	・/s:/から「新しい風の〈す〉」として挺舌しない/su/を再誘導 ・時間を区切った会話練習を導入
6歳0ヵ月 （3週目）	・/su/の単語の再誘導 ・本読み復唱，会話練習	・「新しい風の〈す〉」で再誘導 ・挺舌でない良い音が増えてきた ・「え？」と聞き返すだけで，自発的に修正可能
6歳0ヵ月 （4週目）	・/sa//se//so/の単語の再誘導 ・歌の導入	・自発的に気をつけて可能 ・自宅練習にも会話練習を追加 ・「新しい風の音」で再誘導
6歳1ヵ月 （2週目）	（通院頻度を減らして継続） ・本読み復唱，歌 ・会話練習	・母親より「普段の会話では自分で練習のように話すときもある」 ・挺舌でない良い音が増え，誤り音になると自発的に修正可能 ・挺舌でない良い音もあり，誤り音は声かけにて修正可能
6歳1ヵ月 （4週目）	・自由会話 ・会話練習	・挺舌でない良い音が増え，自発的に言い直す頻度も増加 ・「え？」と聞き返すだけで，自発的に修正可能
6歳2ヵ月 （2週目）	・自由会話	・約40分で言い直しは10回ほど，挺舌でない良い音で修正可能
6歳2ヵ月 （4週目）	・本児との相談 ・自由会話	・母親より「言い直しで本人が怒ってしまいやすい」 ・本児へ「上手な音でもう1回言うと，うっかりが少なくなって全部100点になるよ」と言い直しの意義を再説明して確認した ・声かけにて修正可能
6歳3ヵ月 （4週目）	・自由会話 ・本読み復唱，歌	・母親より「マイコプラズマで10日間入院して，話せるようになったら，前みたいな音が増えた」 →体調回復の優先をすすめた ・誤り音の頻度は増加していたが，声かけにて修正可能 ・誤り音は認められなかった
6歳4ヵ月 （1週目）		・母親より「会話練習はしていない，私との会話では自分で言い直して上手，姉や兄との会話では言い直しをしていない」

	・本児との相談 ・自由会話	・姉や兄と話すときも「上手な音を使う」を目標に追加 ・声かけにて修正可能 ・自宅練習では，会話練習を再開
6歳4ヵ月 （3週目）	・自由会話	・約40分で言い直しは10回ほどに回復
6歳5ヵ月 （1週目）	・自由会話	・約40分で言い直しは5回
6歳5ヵ月 （3週目）	 ・自由会話 ・本児との相談	・母親より「私が忙しくてあまり練習できなかった」 ・約40分で言い直しは10回以上 ・言い直しの文節を書き出して，気をつける音に本児が丸つけをすることにより達成感を得られた
6歳6ヵ月 （1週目）	 ・自由会話	・母親より「ノートに書いて，自分で丸つけして練習できている」 ・約40分で言い直しは6回
6歳6ヵ月 （2週目）	 ・自由会話	・母親より「会話練習10分で言い直しは2～3回」 ・約40分で言い直しは1回
6歳6ヵ月 （4週目）	 ・自由会話	・母親より「会話練習10分で言い直しは0～2回」 ・約40分で誤り音なし
6歳7ヵ月 （2週目）	 ・自由会話	・母親より「会話練習10分で言い直しは0～1回，遊んでいるときの会話も気にならなくなっている」 ・約40分で，誤り音なし ・自宅での会話練習の頻度を減らすよう母親へすすめた
6歳8ヵ月 （3週目）	 ・自由会話	・母親より「会話練習はしなくなって，音は気にならなくなった」 ・約40分で，誤り音なし ・日常会話レベルまで正常構音の活用が安定していると考えられ，就学に向けて訓練終了となった
その後		・感冒で受診したときの自由会話でも，正常構音を安定して活用

５. ま と め

　口蓋化構音を主体とする機能性構音障害が認められ，母親から訓練希望があった。年中1月から週1回の通院頻度で系統的構音訓練を進め，般化練習の時期は通院頻度を隔週程度に減らして継続した。入院などで一時的な般化停滞もあったが回復し，日

常会話での構音が安定して年長3月で就学に向けて訓練終了となった。訓練回数は40回，訓練期間は14ヵ月であった。

　口蓋化構音は特異な構音操作の誤りであるが，STの示す見本音に対して，本児も母親も聴覚弁別が良好であった。母親が自宅練習や日常会話の様子などを細やかに伝えてくれたことも，練習課題の調整に有用であったと思われる。

Ⅳ　サ行構音障害の症例

1．症例の概要（初回評価時：5歳7ヵ月，男児，右利き）

〈**主　訴**〉　母親より：ことばがはっきりしない。家族には通じるが，友達には通じない。

〈**診断名**〉　機能性構音障害

〈**現病歴**〉　正期産2,416gで出生。仮死なし。黄疸治療。1歳6ヵ月児健診では落ち着きがなかった。3歳児健診で市の相談に行くように言われ，半年に1回発達相談に通っていた。就学健診でも「ことばがしっかりしていない」と指摘され，当院小児科を受診。5歳7ヵ月より言語聴覚療法開始となる。

〈**小児科所見**〉　口腔器官に器質的な異常はない。新生児聴覚スクリーニング検査はパス。中耳炎の既往はなし。ADHD（注意欠如・多動性障害）傾向あり転導性は高い。

〈**発達歴**〉　定頸：3ヵ月。初歩：10ヵ月頃，運動発達に遅れなし。初語：1歳（まんま，ぶどう）。二語文：2歳であったが，発話不明瞭だった。

〈**家族構成**〉　祖父，祖母，父親，母親，弟との6人家族。

2．評　　価

1）聴　　力

簡易聴力検査にて平均聴力は右10.0dB（デシベル），左12.5dBと聴力の低下を認めず，部屋の外からの小さな物音にも敏感に反応する様子を認めた。

2）構音の評価結果（5歳7ヵ月時）

(1)　新版 構音検査：単語検査，音節検査，文章検査

・歯茎摩擦音・歯茎口蓋摩擦音が歯茎口蓋破擦音へ

　　s→tɕ　　　サセソ→チャチェチョ

　　ɕ→tɕ　　　シャショシュシ→チャチョチュチ

　　（例：semi（セミ）→tɕemi（チェミ），ɕinbuɴ（シンブン）→tɕinbuɴ（チンブン））

・歯茎破擦音が歯茎口蓋破擦音へ（構音点の後方化）

　　dz→dʑ　　　ザゼゾ→ジャジェジョ

　　tsu→tɕu　　　ツ→チュ　　　浮動性あり

　　（例：dzo（ゾウ）→dʑoː（ジョー），tsukue（ツクエ）→tɕukue（チュクエ））

(2)　構音類似運動検査

s・ɕ　　舌挺出・舌平ら（できる）　　舌と上顎前歯の狭め（できる）

正中からの呼気流出（できない）

(3)　被刺激性検査

正しく構音できなかった音はすべて聴覚・視覚刺激でも被刺激性がなかった。

3）言語検査結果

(1)　WISC−Ⅳ知能検査（5歳5ヵ月時：児童相談所にて実施）（図2−2）

全検査IQ90，言語理解80，知覚推理100，ワーキングメモリー103，処理速度91

集中を持続させることが難しく，一つの検査ごとに離席。視覚的な問題では一時的に集中することが可能だが，抽象的なことばの理解が不十分であり，言語のみでやりとりする場合は注意散漫になりやすい。検査者が子どもの回答を正確に聞き取れずに聞き返すことが何度かあった。単純な動作のスピードは速いが，正確性に欠け，似通った視覚情報から目的のものを見つける場合などにミスが目立った。

(2)　絵画語い発達検査（PVT−R）

・生活年齢：5歳7ヵ月

・語彙年齢：4歳8ヵ月　評価点8（平均の下）

4）その他関連要因に関する評価結果

(1)　随意運動発達検査

A手指：問題なし　B顔面・口腔：問題なし　C体幹・上下肢：閉眼片足　不通過

(2)　音韻意識

・音韻分解課題（例：単語を手拍子しながら言う）

　　　3拍語〜5拍語：可能

・音韻抽出課題（例：単語において「カ」がどこにあるか答える）

　　　3拍語：語頭音可能。語尾，語中音は困難

・音削除課題（例：「タ」を抜く課題。「タイコ」に対して「イコ」と答える）

　　　2拍語：語頭音削除可能　　　3拍語：語頭音削除困難

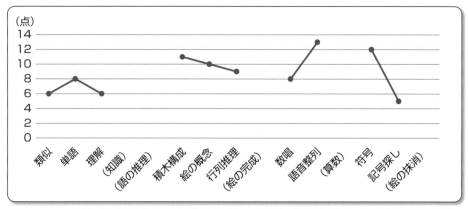

図2-2　WISC-Ⅳ知能検査（5歳5ヵ月時）　評価点プロフィール

・逆唱課題（例：「スイカ」→「カイス」と答える）

　　2拍語：1/2正答　　　3拍語：困難

　音削除課題と逆唱課題は原[12]の方法に従った。音削除では，単語を口頭で与えて刺激語から特定の1音を抜いてもらった。初めに2拍語でモデルを提示し，課題理解を確かめた後に直音節からなる2拍語，3拍語で実施。逆唱は，語を反対から言う課題で同様に2拍語を用いてモデルを提示して，課題を理解させた後に実施した。

3．全体像の整理と訓練方針

　言語訓練室への入室はスムーズで人懐っこい。机上に出ているおもちゃは「これしたい」と言いながら何でも触ってしまう。離席して好き勝手に室内の引き出しを開けてしまうために，着席するよう頻回に指示することが必要であった。一つひとつのおもちゃへの集中も短い。自由描画ではクレヨンで黄土色を紙の上下に塗るだけで，「難しい」と絵を描くことがなかった。

表2-4　サ行音「す」の系統的構音訓練

	訓練の手順	具体的な例
音の獲得	子音部分の音をつくる 舌の脱力や呼気の出し方，構音位置や方法の習得	舌を下唇の上まで出し，脱力した舌をつくる。「まあるいベロ」「とがったベロはダメ」などと声かけをする。脱力した舌のまま，舌の真ん中から速い息を出し，/sː/を出す
単音節の産生	子音に母音をつけて単音節にする	「う」を続けて言うように伝え，/sːu/を少しずつはやく言わせて「す」をつくる
無意味音節の練習	前後に他の音をつけても構音できるようにする。難易度によって以下のように進める ・後に母音をつける ・前に母音をつける ・前後に母音をつける	すあ，すい，すう…… あす，いす，うす…… あすあ，あすい，あすう……
単語レベルの練習	難易度によって以下のように進める。なるべく日常生活で知っている単語を使用する ・語頭に音がつく単語 ・語尾に音がつく単語 ・語中に音がつく単語	すみ　すいか　すかーと いす　からす　あいす くすり　おすし　なすび
短文レベルの練習	出せるようになった単語を利用して二語文，三語文をつくり，練習している音を正しい構音で言えるようにする	すいかをすこしたべすぎた あいすもおすしもおいしい
文章・会話の練習	練習した音が日常生活にも使用できているかチェックする	本読みや簡単なゲームの中で正しい音が使えているかチェックする

　言語発達がやや遅く，多動傾向がある児であった。聞こえには問題がなかった。構音はサ行・ザ行を中心に発達途上の構音の誤り（幼児構音）があり，音韻意識にも未熟さを認めた。随意運動に問題はなかった。

　機能性構音障害では，正しい音の産生がみられたり，誤り音に被刺激性がある場合は，自然治癒の可能性が高い[13]とされる。本児の場合，「つ」は単音節や語頭音で自ら正しい音を出せることがあり，自然治癒の可能性が高いと考えた。そこで，誤りが固定していたサ行音より系統的構音訓練（表2-4）を開始することとした。言語訓練室での訓練は週1回行い，家庭では毎日10分程度の練習をお願いした。また，音韻意識に関しては，家庭でしりとりやことば遊びなどをしてもらうように保護者へすすめ，実践してもらった。

4. 訓練経過

　5歳7ヵ月からの訓練経過を以下の表に示す。

年　齢	訓練を行った音	誘導方法など
5歳7ヵ月	・「す」単音	・音の産生が理解できず中止
	・「し」単音	・「ないしょばなしのシー」と聴覚刺激で /ɕ:/ を誘導
		・/ɕ:/ の後に「い」を続けて少しずつ速く言うことで「し」を産生
	・「し」単語	・語頭音，語尾音，語中音の順に標的音（目標音）を含む単語の復唱練習
5歳8ヵ月	・「し」短文	・2〜4語程度の短文
5歳9ヵ月	・「す」単音	・「舌の真ん中から涼しい風を出す」ことを意識し，/s:/ の後に「う」を続けて /s:u/ を少しずつ速くして「す」を産生
5歳10〜11ヵ月	・「す」無意味音節	・後ろに母音をつける
		・前に母音をつける
		・前後に母音をつける
	・「す」単語	・語頭音，語尾音，語中音の順に標的音（目標音）を含む単語の復唱練習
6歳0〜1ヵ月	・「す」短文	・産生できた「す」から誘導する
	・「さ」「せ」「そ」単音〜単語	「すあ」→「さ」，「すえ」→「せ」「すお」→「そ」
		・それぞれの音節に対して無意味音節，単語復唱練習
6歳2〜4ヵ月	・「さ」「せ」「そ」短文	・摩擦音を意識するように聴覚刺激を入れ「ず」を産生
	・「ず」単音	
	・「ず」「ざ」「ぜ」「ぞ」単音〜単語	・産生できた「ず」から誘導する
		「ずあ」→「ざ」，「ずえ」→「ぜ」「ずお」→「ぞ」

6歳5ヵ月	・サ行・ザ行自由会話	・学校や家庭での出来事を話す
		・机上ゲーム中の自発話の確認
		＊自発話でもほとんど誤りがなく，自己修正が可能となり定期的な訓練終了

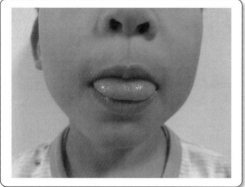

図2-3　平らに出し脱力した舌（例）

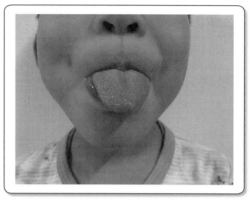

図2-4　力が入って出しすぎている舌（例）

　開始当初は「す」の練習から導入しようと試みた。舌を平らにして前歯を越えて出し，脱力させた良い見本（図2-3）と舌に力が入った悪い見本（図2-4）を見せながら「まあるいベロ」にして「真ん中から息をそっと吹く」ことを指導したが，頬に空気をためてしまうことが多く，「舌の真ん中から涼しい風を出す」ことが理解できないようであった。また，発音のための基本的動作についてSTからのことばや動作での指示が多くなると集中できなくなり，何度も姿勢を正すようにとの注意が必要となった。そのため「し」の練習に切り替えて行うことにした。

　開始時期は見通しを立てるためにノートのマス目にハンコを押したり，丸を書いたりしながら発音した音が合っているかどうかをフィードバックしながら訓練を進めた。しかし，2ヵ月ほど経過して訓練場面に慣れが出てくると，目の前に物があると触ってしまうようになったため，以降は机上に何も出さず，口形と聴覚刺激のみで訓練を実施した。

　終了時は小学1年生で，保護者からは漢字学習や暗唱もこなしているとの情報があった。評価や訓練経過から今後，読み書きなど学習面の問題が生じる可能性について説明したうえでSTによる定期的な構音訓練は終了とした。

５．ま　と　め

　サ行・ザ行の発達途上の構音の誤り（幼児構音）に対し，約1年の構音訓練を行った。定型発達でサ行のみの固定した誤りの場合，1～3ヵ月程度で改善が得られる例をよく経験するが，本例は着席には何度も声かけが必要であるなど多動で注意集中に問題があり，改善までにやや時間を要した。

　保護者は言語訓練開始時より落ち着きのなさを気にされていたものの，当院の発達

外来では機能性構音障害以外の診断がつかず，知的にも正常域であったことから通常学級に就学していた。その後，小学校の巡回相談で教員より読み書きの面での相談が上がり，A療育センターにて学習障害の診断がついた。同センターにて読み書き障害について訓練を継続している。

　機能性構音障害という診断で就学前に訓練を実施する子どもの中には，その後の学習に問題を呈する可能性がある子どもが一定数いる。その可能性も考え，関わることが重要ではないかと考えている。

Ⅴ　カ行・サ行・ラ行など複数の構音障害の症例

1. 症例の概要（初回評価時：5歳4ヵ月，女児，右利き）

〈**主　訴**〉　母親より：発音が気になる。姉に「何を言っているかわからない」と言われて泣いた。

〈**診断名**〉　機能性構音障害

〈**現病歴**〉　1歳6ヵ月児健診，3歳3ヵ月児健診で発達の遅れの指摘はなし。家族が発音について気になり，かかりつけのA病院を受診。当院耳鼻咽喉科を紹介され，5歳4ヵ月より言語聴覚療法開始となる。

〈**耳鼻咽喉科所見**〉　中耳炎の既往なし。舌小帯短縮なし。口蓋扁桃1度肥大，発赤なし。咽頭閉鎖良好。5歳4ヵ月の標準純音聴力検査では平均聴力レベルは右10.0dB，左10.0dBと低下なし。

〈**発達歴**〉　言語発達，運動発達に遅れなし。

〈**教育歴**〉　1歳代から地域の保育園に通園。

〈**家族構成**〉　父親，母親，姉との4人家族。

2. 評　　価

1）構音の評価結果（5歳4ヵ月時）

⑴ 新版 構音検査：単語検査，音節検査，文章検査

・軟口蓋音が歯茎音へ（構音点の前方化）

　k-a o u→t　カコク→タトツ

　g-a o u→d　ガゴグ→ダドドゥ

　（例：kani（カニ）→tani（タニ），gakko:（ガッコー）→datto:（ダットー），taiko（タイコ）→taito（タイト），tsukue（ツクエ）→tsutsue（ツツエ））

・歯茎摩擦音が破擦音化

　s→ts　　サソセス→ツァツォツェツ

　（例：suika（スイカ）→tsuika（ツイカ），sora（ソラ）→tsora（ツォラ））

・弾音が破裂音へ

　　　r→d　　　ラロレル→ダドデドゥ　浮動性あり

　単語検査では前後の構音点に影響された音の同化や音位転換あり

　　poketto（ポケット）→topetto（トペット）

　　re:dzo:ko（レーゾーコ）→be:do:to（ベードート）

　　・構音類似運動検査

　　　k・g　開口維持（できる）　　奥舌挙上（できる）

　　　s・ɕ　舌挺出・舌平ら（できる）　　舌と上顎前歯の狭め（できる）

　　　　　　正中からの呼気流出（できない）

　　・被刺激性検査

　　　k・s　聴覚刺激のみ（被刺激性なし）　　聴覚・視覚刺激（被刺激性なし）

　　　r　　　聴覚刺激のみ（被刺激性あり）

2）言語検査結果

⑴　絵画語い発達検査（PVT-R）

・生活年齢：5歳4ヵ月

・語彙年齢：4歳3ヵ月　評価点7（平均の下）

3）その他関連要因に関する評価結果

⑴　随意運動発達検査（生活年齢以下の課題で通過できなかったもの）

・A手指：指Ⅱ・Ⅲ・Ⅳ

・B顔面・口腔：/ka/，/pataka/，/pataka/繰り返し

・C体幹・上下肢：問題なし

⑵　音韻意識

・音韻分解課題（例：単語を手拍子しながら言う）

　　3拍語〜5拍語：可能

・音韻抽出課題（例：単語において「カ」がどこにあるか答える）

　　3拍語：語頭音，語尾音，語中音ともに可能

・逆唱課題（例：「クマ」→「マク」と答える）

　　2拍語：時間を要するが可能

　逆唱課題は原[12]の方法に従った。語を反対から言う課題で初めに2拍語でモデルを提示し，課題理解を確かめた後に直音節からなる単語で実施。

3．全体像の整理と訓練方針

　人見知りや緊張が強く，母親の後ろに隠れる様子があるが，着席して受け答えすることが可能。小さく高めの声で話す。自由描画ではさまざまな色を用いてカラフルに女の子の絵を描いた。絵画語い発達検査（PVT-R）の結果では語彙の少なさがあり，言語理解表出はやや遅いと考えられた。また，随意運動発達検査では手指と顔面・口腔の運動で通過できないものがあり，微細な運動の苦手さがあると考えられた。音韻意識は年齢相応であった。構音はカ行・ガ行の他にサ行やラ行の誤りも認めた。ラ行

には被刺激性があり，自然治癒の可能性が高かった。

　言語聴覚療法初診時は年中児であり，やや幼い様子からも訓練開始をもう少し待ってもよいと考えられた。しかし，子ども自身が発音できないことを気にしていたこと，発達年齢を考えても完成していてもよいカ行に置換があること，いくつかの音の誤りが存在し，構音訓練に時間を要する可能性があったことから，少しずつ練習を開始した。年長児となるまでは月に1回のSTとの訓練において家庭での構音訓練を指導し，年長児になってから週に1回の集中的な構音訓練を行う方針とした。誤りが固定していたカ行音の系統的構音訓練（表2-5）より開始することとした。

表2-5　カ行音の系統的構音訓練

	訓練の手順	具体的な例
音の獲得	子音部分の音をつくる 舌の脱力や呼気の出し方，構音位置や方法の習得	本児の場合はタ行への置換であったため，前舌（ぜんぜつ）の動きを抑制することで奥舌が口蓋に接する感覚をつかんでもらった。奥舌の動きがなくなってしまう場合は，ガ行を産生するなど別の方法が必要
単音節の産生	子音に母音をつけて単音節にする	
無意味音節の練習	前後に他の音をつけても構音できるようにする。難易度によって以下のように進める ・後に母音をつける ・前に母音をつける ・前後に母音をつける	あか，いか，うか…… かあ，かい，かう…… あかあ，あかい，あかう……
単語レベルの練習	難易度によって以下のように進める なるべく日常生活で知っている単語を使用する ・語頭に音がつく単語 ・語尾に音がつく単語 ・語中に音がつく単語	かめ，かばん あか，いるか あかい，たかい
短文レベルの練習	出せるようになった単語を利用して二語文，三語文をつくり，練習している音を正しい構音で言えるようにする	かめもいるかもいる あかいかばんをかう
文章・会話の練習	練習した音が日常生活にも使用できているか確認する	本読みや簡単なゲームの中で正しい音が使えているか確認する

4. 訓練経過

5歳4ヵ月から開始した訓練の経過を以下の表に示す。

年　齢	訓練を行った音	誘導方法など
5歳4ヵ月	・「か」単音	・前舌を舌圧子で押さえて「か」を産生 ・家庭では前舌をティースプーンで軽く押さえて練習するように母親に指導 ・2回目の訓練で奥舌挙上の感覚がつかめ，前舌を押さえなくても産生可能となった
5歳5ヵ月	・「か」無意味音節 ・「か」単語	・後ろに母音をつけ復唱/音読 ・前に母音をつけ復唱/音読 ・前後に母音をつけ復唱/音読 ・語頭音，語尾音，語中音の順に標的音（目標音）を含む単語の復唱/音読練習 ＊「こ」「が」「ご」にも般化し，同様の練習
5歳6ヵ月	・カ行・ガ行短文 ・カ行・タ行交互練習 ・「す」単音 ・「す」無意味音節 ・「す」単語 ・「さ」「せ」「そ」 　　単音～単語	・復唱/音読にて練習 ・カ行とタ行を組み合わせた無意味語 　例）たかたか，とことこ ・無声の「シー（/ɕː/）」で舌の中央から風が通る感覚をつかみ，口唇を丸めて口形を変えて無声の「スー（/sː/）」を誘導 ・無声の「スー（/sː/）」の後に「う」を続け，少しずつ間隔を短くしながら見本を聞かせてまねをしてもらい「す」を産生 ・「か」と同様の手順で無意味音節，単語練習 ・産生できた「す」から誘導する 「すあ」→「さ」，「すえ」→「せ」 「すお」→「そ」 ・それぞれの音節に関しても単語練習
5歳7ヵ月	構音訓練　休止	
5歳9～ 　10ヵ月	構音訓練再開 ・カ行自由会話 ・サ行短文 ・サ行・タ行交互練習	・園や家庭での出来事を話す ・サ行とタ行が含まれた苦手な単語やその単語が含まれた短文の練習
5歳11ヵ月	・サ行自由会話	・園や家庭での出来事を話す
6歳0ヵ月	訓練いったん終了	・サ行音も自己修正することができるようになったために定期的な言語訓練はいったん終了とすることを提案
6歳1ヵ月	最終評価	・再評価し，日常会話においても誤り音がないことを確認し終了

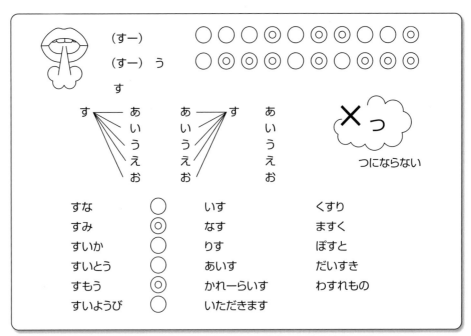

図2-5　発音練習ノートの一例：「す」の産生と無意味音節，単語の練習

　言語訓練室で集中できる時間は30分弱であり，うまくできないと感じると表情を曇らせてやめてしまう様子があった。そのため，うまく産生できた音に対して練習ノート（図2-5）に丸やハンコを押すことで「できた！」という気持ちをもって練習してもらえるように配慮した。家庭では1日10分を目標に練習ノートに書き出した単語を練習するよう母親に指導した。

　5歳7ヵ月時に年度替わりとなり，集中的な構音訓練の開始を考えていたが，母親から本児が神経質となり，何かを触るとすぐに手を洗い，手が荒れるようになったり，また，夜尿も出現したとの話があった。母親と相談して主治医に報告し，本児が落ち着くまで構音訓練をいったん休止した。

　年度が替わってしばらくしてから母親より連絡があり，練習を再開した。再開時にはカ行の構音は安定しており，自由会話場面でも誤りがなく，日常会話へ般化できていた。ラ行音の誤りは自然治癒を認めたため，訓練は実施せずにサ行音の訓練を行った。頻度は基本的に1週間に1回，STとの訓練を行うこととし，家庭学習も再開した。

5. ま と め

　構音の完成時期について，発達途上の構音の誤りは6，7歳に自然治癒するものが多い[14]とされる。そのため機能性構音訓練の開始時期としては6歳頃や年長児になってからを目安にし，就学までに終了できることを目標にすることが多い。また，複数の音に誤りがあり，訓練音が多くなるとそれだけ訓練期間が長く必要になることが多

い[4]。

　本症例ではカ行の訓練から始め，カ行音が産生できるとガ行音に般化があった。初めに練習を開始したカ行音が短文レベルでも産生可能となった時点で，次のサ行音の練習を開始した。置換している誤り音が同じ単語の中にあるとそれに影響されて誤ることが多かったため，苦手な音の組み合わせ（本症例ではカ行とタ行，サ行とタ行）を意図的に練習することも行った。カ行・サ行音は訓練開始時に被刺激性がなかったため，聴覚や視覚刺激だけで音の産生を導くことは難しかった。カ行では構音器官の位置づけ法，サ行音では構音可能な音から目標音に近づける漸次接近法を用いた。途中2ヵ月程度，訓練を中断した時期があったが，訓練開始より約10ヵ月で日常会話での誤りを認めなくなり，構音訓練を終了することができた。

　終了時に期間を少し開けて再度受診する機会を設けておくことで，般化の様子を確認できるとともに，本児や保護者の不安も軽減することができたのではないかと考える。

Ⅵ　カ行・サ行など複数の構音障害の症例

1．症例の概要（初回評価時：5歳11ヵ月，男児）

〈**主　訴**〉　本児より：「き」が言えない（※自己氏名に「き」が含まれている）。

　母親より：両親とも発音が気になっていた。保育園の先生へ相談したところ，発音の練習のことを子ども自身が先生から聞いて練習を始めたがっていた。

〈**現病歴**〉　「き」の言いにくさを本児が自覚しており，両親も気になっていた。保育園の先生からの話で，5歳11ヵ月に構音評価・訓練目的にて当院受診，言語聴覚療法開始予定となる。

〈**耳鼻咽喉科所見**〉　機能性構音障害の疑い，その他に特記すべき所見なし。

〈**発達歴**〉　出生時体重：約2,800g。定頸：3ヵ月頃。始歩：1歳2ヵ月。始語：1歳頃。二語文：2歳前。

〈**教育歴**〉　生後11ヵ月より保育園へ通園。初回評価時は年中組。

〈**家族構成**〉　父親，母親との3人家族。

〈**言語指導経過など**〉　年中の5歳11ヵ月に初回評価を行って，発音が相手に伝わらなくて困る場面の対応策として，「きいろの〈き〉だよ」とキーワードを使う工夫を伝え，6歳2ヵ月より再評価のうえで構音訓練を開始した。週1回の通院頻度で系統的構音訓練を進め，小学校入学の6歳10ヵ月からは通院頻度を減らして般化練習を継続し，7歳2ヵ月には日常会話レベルまで安定して正常構音を活用できるようになり，訓練終了となった。

2．評　　価

1）初回評価時の構音の様子（5歳11ヵ月時）

⑴　会話全般からの評価

　コミュニケーション態度は良好で，積極的に会話にも課題にも取り組めていた。さ
さやき声への反応および耳鼻咽喉科診察から聴力の問題は認められず，質問応答など
の反応から，言語発達は年齢相応と思われた。

⑵　構音器官の形態

構音器官に器質的な異常は認められなかった。

⑶　構音器官の機能など

　口唇をとがらす，口唇を横に引く，頬をふくらませる，舌を前に出す，舌を左右の
口角につける，舌尖を挙上して上口唇に触れるなどの課題で運動面の支障はなかっ
た。聴覚的に開鼻声は認められず，鼻息鏡での確認でも鼻咽腔閉鎖機能の異常は認め
られなかった。

⑷　構音検査（単語）結果

〈方　法〉　絵カード提示にて呼称

〈結　果〉

- 軟口蓋破裂音の一部が歯茎硬口蓋破擦音へ置換

  k（-i, -e）→tɕ，g（-i, -e）→dʑ

  （例：kiriɴ（キリン）→tɕiriɴ（チリン），keːki（ケーキ）→tɕeːtɕi（チェーチ），usagi
  （ウサギ）→utɕadʑi（ウチャジ）など）

- 無声歯茎摩擦音が破裂音または破擦音へ置換

  s→tまたはs→tɕ

  （例：semi（セミ）→temi（テミ），hasami（ハサミ）→hatami（ハタミ），basu（バ
  ス）→batɕu（バチュ）など）

- 歯茎破擦音が歯茎硬口蓋破擦音へ置換

  ts→tɕ，dz→dʑ

  （例：tsumiki（ツミキ）→tɕumitɕi（チュミチ），eɴpitsu（エンピツ）→eɴpitɕu（エン
  ピチュ），reːdzoːko（レーゾーコ）→reːdʑoːko（レージョーコ）など）

　なお，単語および単音節の復唱でも同様の誤りで，被刺激性は認められなかった。

2）2回目評価時の構音の様子（6歳2ヵ月時）

　構音面では初回評価時と同様であった。初回評価の際に伝えたキーワードの活用
を，自由会話でも「ざるの〈ざ〉でしょ？」など自発的に使うようになっており，母
からも「〈○○の○〉を自分で使うようになってから，伝わらなくて困ることはなく
なった。話す内容が成長している分だけ発音がかわいらしい感じ。本人は練習を楽し
みにしている」とのことであった。

３．全体像の整理と訓練方針

　正常な構音発達途上の状態とも考えられたが，本児が練習意欲をもっており，母親からは「成長途上かと思って様子をみていたが，子どもがやる気になっているので練習したい」との希望であった。初回評価時には，本児と母親へ系統的構音訓練の流れを説明して，「練習の順番待ち」の約束をした。あわせて本児へも「上手になる途中だね。練習でもっと上手になるから楽しみにしよう」と構音の状態と訓練について説明した。くわえて，「もし相手の人がわからないときは〈きいろの『き』だよ〉とか教えてあげよう」と困難場面の対応策を伝えた。6歳2ヵ月に再評価のうえで，構音訓練の開始予定となり，自宅練習について母親指導を実施した。本児の自己氏名にも含まれており，本児も気にしている「き」から構音訓練を開始予定とし，サ行は浮動性が認められているため，経過観察をしながら訓練の必要性を検討することとした。

４．訓 練 経 過

　訓練経過を以下の表に示す。毎回の訓練のはじめには，前回までの内容について自宅練習を確認して，必要な場合は修正をして進めていった。

年　　齢	訓練を行った音	誘導方法など
6歳2ヵ月 （4週目）	・/ki/ の単音節	・「〈い〉のお口で〈くいー〉」という声かけと聴覚刺激で誘導 ・「ち」になっても声かけにて修正可能で，母親の聴覚弁別も良好
6歳3ヵ月 （1週目）	・/ki/ の無意味音節	・復唱にて可能
6歳3ヵ月 （3週目）	・/ki/ が語頭と語尾の単語	・復唱にて可能 ・自己氏名が良い音で言えたことをうれしそうにしていた
6歳3ヵ月 （4週目）	・/ki/ が語頭と語尾の単語の確認 ・/ki/ が語中の単語	・話速度が上がると「ち」になりやすい傾向があり，「今の練習はゆっくりの言い方で大丈夫」として話速度を調整した ・話速度に留意した復唱にて可能
6歳4ヵ月 （1週目）	・/ke/ の単音節と無意味音節 ・/s/ の導入準備	・「〈え〉のお口で〈かえー〉」という声かけと聴覚刺激で誘導 ・舌の脱力を導入
6歳4ヵ月 （2週目）	・/ke/ が語頭と語尾の単語 ・/s/ の導入	・復唱にて可能 ・口形の見本と聴覚刺激から /θ:/ を誘導
6歳4ヵ月 （3週目）		（夏季休診のため休み）

6 歳 4 ヵ月 （4 週目）	・/ke/ が語中の単語 ・/gi/ と /ge/ の導入 ・/s/ の導入確認 ・/su/ の単音節と無意味音節	・復唱にて可能 ・母親の聴覚弁別が不確実なため保留 ・/θ:/ で口唇に力を入れる傾向を修正 ・/θ:u:/ から誘導
6 歳 5 ヵ月 （1 週目）	・/su/ の単語 ・/se/ の単音節	・復唱にて可能 ・/θ:e:/ から誘導
6 歳 5 ヵ月 （2 週目）	・/se/ の単語まで ・/sa/ の単音節	・復唱にて可能 ・/θ:a:/ から誘導
6 歳 5 ヵ月 （3 週目）	・/sa/ の単語まで ・/tsu/ の導入 ・/dzu/ の単音節と無意味音節	・復唱にて可能 ・/su/ から誘導したが，/ɸu/ や /su/ になりやすいため保留 ・自由会話の /dz/ で浮動的に良い音が出ており，少し舌を出す練習音にて誘導
6 歳 5 ヵ月 （4 週目）	・単語練習の確認 ・/ki//ke/ の確認 ・/dzu/ の単語まで ・/tsu/ の単音節	・/ke/ が語末の単語で「ちぇ」になる ・「きちきちきち」などで音の対立を確認すると，「きち」は本児の構音も母親の弁別も安定していたが，「けちぇ」はどちらも修正が必要な場合があった ・復唱にて可能 ・「内緒話の〈ず〉」という声かけから聴覚刺激にて誘導
6 歳 6 ヵ月 （1 週目）	・/tsu/ の単語まで	・復唱にて可能
6 歳 6 ヵ月 （2 週目）	・/so/ の単音節 ・/dze//dza/ の単音節と無意味音節	・復唱にて可能 ・復唱にて可能
6 歳 6 ヵ月 （3 週目）	・/so/ の無意味音節 ・/dze//dza/ の単語 ・舌の位置の調整	・復唱にて可能 ・復唱にて可能 ・単語練習の /s/ で舌を出す程度が減少 ・「ベロを出さないで上の歯の後ろにつけて風」という声かけと聴覚刺激から，/s:/ の模倣が可能 ・自宅練習に /s:/ の持続を追加 ・母親へ「単語で良い音に聞こえていたら，舌は出ていても出ていなくても大丈夫」と伝え，舌の位置は経過観察とした
6 歳 6 ヵ月 （4 週目）	・/gi/ の再導入から単語まで ・/so/ の単語	・「〈きちきち〉と同じで〈ぎじぎじ〉」という声かけと聴覚刺激にて再誘導 ・母親の聴覚弁別も可能となっていた ・復唱にて可能
6 歳 7 ヵ月 （1 週目）	・/ge/ の再導入から単語まで	・「お口を開けて〈げ〉」という声かけと聴覚刺激にて誘導

	・/dzo/の単語まで ・あいさつ語の導入	・復唱にて可能 ・日常生活のあいさつで「練習の良い音を使う」を目標に追加
6歳7ヵ月 （2週目）	・単語練習の確認 ・二語文 ・歌の導入	・/s/と/dz/は舌尖が歯列内にある状態 ・復唱にて可能 ・自発的に気をつけて可能
6歳7ヵ月 （3週目）	・しりとりの導入 ・本読みの導入	・誤り音には「〈き〉があったね」などの声かけのみにて修正可能 ・自発音読では1音節ずつ区切った読み方になりやすいため，大人が3～4文節を音読して本児が復唱する形式で導入
6歳7ヵ月 （4週目）	・会話練習の導入	・本読みの合間の会話から導入 ・本児の自発的な修正もみられた
6歳8ヵ月 （1～4週）	・会話練習 ・しりとり，歌，本読み復唱	・「おしゃべり3分」から時間設定 ・声かけのみにて修正できることが増加
6歳9～ 　　11ヵ月 ［週1回で継続］	・本読み復唱 ・会話練習 ・本児との相談 ・自由会話	・言い直しの頻度は減少傾向 ・声をかけても話し続けることや母親が誤り音を聞き逃すことがあったため，母親自身も普段よりゆっくりのペースでの会話を意識するようにすすめた ・言い直しについて再確認すると改善 ・良い音が増えているものの，まだ誤り音のほうが多い状態であった
6歳11ヵ月～ 7歳3ヵ月 ［入学以降は隔週に変更］	・本読み ・会話練習	・自発的な音読でもなめらかに良い音が使えるようになった ・言い直しの頻度は減少傾向
7歳3ヵ月	・自由会話	・誤り音は認められず，家庭でも正常構音を安定して活用できるようになり，訓練終了となった

5. ま と め

　正常な構音発達途上の状態とも考えられたが，本児が練習意欲をもっており，母親からの希望もあって構音訓練の日程調整となった。年中3月の訓練開始前に本児が会話で伝わらなくて困る場面の対応策として，「きいろの〈き〉だよ」などとキーワードを使う工夫を伝えたところ，自発的に活用して困らなくなっていた。年長7月に再評価のうえで構音訓練を開始し，週1回の頻度で系統的構音訓練を進め，小学1年4月からは通院頻度を減らして般化練習を継続し，小学1年8月には日常会話レベルまで安定して正常構音を活用できるようになり，訓練終了とした。訓練回数は44回，訓練期間は13ヵ月であった。

　構音訓練開始前の段階で，本児にも構音の状態と訓練について説明し，困難場面での対応策を伝えたことで，前向きな気持ちのまま構音訓練に取り組むことができたと思われる。また，母親が聴覚弁別の不安について率直に相談してくれたことも，練習課題の調整に有用であったと思われる。

Ⅶ 構音全体が不明瞭な症例

1. 症例の概要（初回評価時：4歳6ヵ月，男児，右利き）

〈**主　訴**〉　母親より：ことばがはっきりしない。

〈**診断名**〉　構音障害，言語発達遅滞

〈**現病歴**〉　3歳時に熱性けいれんがあり，小児科で発達面をフォローされていた。構音障害，ことばの遅れに関して4歳6ヵ月より2回/月の頻度で言語聴覚療法開始。

〈**小児科所見**〉　聴覚は4歳3ヵ月のABR（聴性脳幹反応）正常。口腔器官に器質的な異常は認めない。対人相互反応の違和感はなく，自閉スペクトラム症（ASD）とは診断できない。

〈**頭部MRI所見**〉　4歳4ヵ月。異常なし。

〈**発達歴**〉　定頸：3ヵ月。初歩：1歳頃。運動発達に遅れなし。初語：2歳（まんま，ママ）。二語文：3歳8ヵ月。

〈**教育歴**〉　1歳代から地域の保育園に通園。

〈**家族構成・家族歴**〉　父親，母親，兄との4人家族。兄：年長時に機能性構音障害にて言語訓練に通っていた。

2. 評　　価

　4歳6ヵ月時の評価を表2-6に示す。言語理解は年齢相応に近いが表出は二語文であっても幼児語が多く，身振りで伝えようとすることも多い。単語の部分的発話（ワードパーシャル）中心で，会話明瞭度は4（時々わかることばがある程度）。はっきり構音できる音は，母音の他に両唇音やタ行・ダ行に限られていたが，2音節以上の単

表2-6　4歳6ヵ月時の評価まとめ

新版K式発達検査	DQ（発達指数）全91　認知適応113　言語社会66　＊数唱は2桁まで
国リハ式〈S-S法〉言語発達遅滞検査	段階4-2　C群C　受信＞発信 　受信　3語連鎖　2/2形式　色の理解あり　3歳1ヵ月レベル 　発信　事物名称有意味語　成人語あり　1歳10ヵ月レベル
新版 構音検査	単音　k, s, ɕ カ行サ行→t タ行，wa ワ→na ナ，r 脱落 　　　pj, kj　ピャ行キャ行→tj チャ行 　　　bj, mj, nj　ビャ行ミャ行ニャ行→j ヤ行 単語koppu（コップ）→pu（プ），suika（スイカ）→tja（チャ）， panda（パンダ）→ɴːa（ンーア），megane（メガネ）→ɴːde（ンーデ）

表2-7　5歳9ヵ月時の評価まとめ

国リハ式〈S-S法〉言語発達遅滞検査	段階5-1 受信　語順通過　5歳11ヵ月以下 発信　2語連鎖　3/4形式　3歳1ヵ月レベル
絵画語い発達検査（PVT-R）	生活年齢：5歳9ヵ月 語彙年齢：5歳11ヵ月　評価点11（平均）
幼児・児童　読書力テスト	段階点5（優）：図形の弁別 段階点3（中）：語の理解　音節の分解　音節の抽出
随意運動発達検査	5歳9ヵ月以下の課題で通過できなかったもの A手指：指Ⅱ・Ⅲ・Ⅳ，指Ⅰ・Ⅲ，指折り B顔面・口腔：/ka/，/pataka/，/pataka/繰り返し C体幹・上下肢：片足で跳ぶ，片足立ち（開眼・閉眼），手足の左右出し

語になると構音できる音も不明瞭となった。保育園では集団参加ができており，行動面での問題は目立たなかった。

5歳9ヵ月時の評価を表2-7に示す。カードゲームやオセロなどルールがある遊びも理解するようになり，保育園の行事は着席して参加することができた。文字は名前をまとまりで読み，なぞり書きは好んで行った。

構音は全般的に不明瞭で，会話明瞭度は3（話題を知っていればわかる）程度で，よく慣れた大人であっても理解できないことが多かった。発音している音と目標語の音韻数が一致していないことが多く，特に撥音が混じる単語（例：にんじん）が苦手であった。

1）構音の評価結果（5歳9ヵ月時）

・軟口蓋音が歯茎音へ（構音点の前方化）

　k-aou→t　　カコク→タトツ

　g-aou→d　　ガゴグ→ダドドゥ

　（例：koppu（コップ）→toppu（トップ），gakko:（ガッコー）→datto:（ダットー））

・歯茎摩擦音が歯茎硬口蓋摩擦音へ

　s→ɕ　　サ行→シャ行　　浮動性あり

　tsu（ツ）→tɕu（チュ）　　dzu（ズ）→dʑu（ジュ）

　（例：suika（スイカ）→ɕuita（シュイタ），tsukue（ツクエ）→tɕu:e（チューエ））

・音の置換や同化が多発

　（例：paɴda（パンダ）→taɴba（タンバ），megane（メガネ）→megege（メゲゲ））

・拗音では子音が脱落，歯茎後部破擦音へ

　pj, kj→tɕ　　ピャ行キャ行→チャ行

　bj, mj, nj→j　　ビャ行ミャ行ニャ行→ヤ行　　w→歪み　　r→脱落

2）WISC-Ⅳ知能検査結果（図2-6）

・実施年齢：6歳0ヵ月

・全検査IQ95，言語理解91，知覚推理111，ワーキングメモリー73，処理速度107

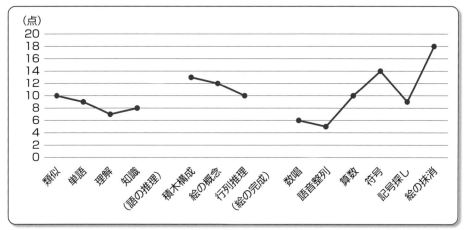

図2-6　WISC-Ⅳ知能検査（6歳0ヵ月時）評価点プロフィール

　言語課題になると「難しい」と集中できず，机上のものを触ったり，遊び始めたりすることがあったが，視知覚課題の取り組みは良好であった。言語理解の項目の解答は単語の羅列や助詞を含まない二語文中心であったが，必要な要素は含まれていることが多く，言語知識自体は獲得できていた。数唱や語音整列は明らかに苦手であり，ワーキングメモリーに弱さがあると考えられた。算数課題は正答が多く，10以上の数概念も獲得できていた。

3）構音の再評価結果（6歳5ヵ月時）

・軟口蓋音が歯茎音へ（構音点の前方化）

　k-a o u→t　　カコク→タトツ

　g-a o u→d　　ガゴグ→ダドドゥ

　（例：neko（ネコ）→neto（ネト），gohaɴ（ゴハン）→dohaɴ（ドハン））

・歯茎摩擦音が歯茎硬口蓋摩擦音へ

　tsu（ツ）→tɕu（チュ）

　dzu（ズ）→dʑu（ジュ）

　（例：eɴpitsu（エンピツ）→eɴpitɕu（エンピチュ），dzo:（ゾー）→dʑo:（ジョー））

3．全体像の整理と訓練方針

　認知面に遅れを認めず，言語理解が年齢相応である一方で，言語表出に遅れがあった。また，脳MRIで異常は認められず，運動発達の遅れは認めなかったが，随意運動発達検査では，手指，顔面・口腔，体幹・上下肢の項目で通過できないものが多いのが特徴であった。

　4歳6ヵ月の訓練開始時は言語理解表出の拡大を目標とした関わりが主であった。興味のないことへの集中は短く，「いっぱい，なーい（たくさんは嫌だ）」と母親に甘えてぐずることが多かった。

　5歳9ヵ月頃からは構音の基礎訓練として舌の運動や2〜3拍語の復唱などを取り

入れるようになった。発音しながら手拍子をするなど，音韻意識を高める遊びを家庭で行っていただくように保護者に指導した。また，構音の不明瞭さを補うために，代替手段として使用できる文字の学習を進めた。

　小学校入学直前の6歳5ヵ月頃になると行動が落ち着くとともに，よく話すようになった。訓練への取り組み態度も良好となったため，構音訓練中心の関わりに移行した。この頃産生できない音は減少していた。入学後は2週間に1回の頻度で構音訓練を実施した。また，毎日5分程度を目標に家庭学習をすることを保護者にお願いした。置換の誤りが固定していたカ行音より練習を開始した。

4. 訓 練 経 過

　6歳5ヵ月からの構音訓練の経過を以下の表に示す。

年　齢	訓練を行った音	誘導方法など
6歳5〜 　　6ヵ月	・「か」単音 ・「か」無意味音節	・前舌の動きを抑制するために前舌を舌圧子で押さえて「か」を産生させる ・前舌を押さえたまま無意味音節を復唱 　後ろに母音をつける　かあ　かい…… 　前に母音をつける　あか　いか…… 　前後に母音をつける　あかあ……
6歳7ヵ月	・カ行・ガ行 　　　無意味音節	・他のカ行音・ガ行音にも般化あり，前舌の押さえをはずして無意味音節を復唱
6歳8ヵ月	・カ行・ガ行単語 ・カ行・タ行交互練習	・語頭音，語尾音，語中音の順に標的音（目標音）を含む単語の復唱/音読練習 ・カ行とタ行を組み合わせた無意味語 　例）たかたか，とことこ
6歳10ヵ月	・カ行・ガ行短文	・安定して発音できる単語を用いた2〜3文節の短文
6歳11ヵ月	・カ行・ガ行自由会話 ・「つ」　単音 ・「ず」　単音	・/s:/の摩擦音を言わせながら舌ではじく音を聞かせて復唱させる ・「す」と同じ口形をつくり聴覚的に摩擦音部分を「ズー（/dz:/）」と強調して復唱させる
7歳0〜 　　1ヵ月	・「つ」「ず」単語〜短文 ・ザ行単音	・復唱/音読にて練習 ・歪みなく産生できた「ず」から誘導する 　「ずあ」→「ざ」，「ずえ」→「ぜ」， 　「ずお」→「ぞ」
7歳2ヵ月	・カ行・ガ行・サ行「つ」 　　　長文	・国語の教科書の音読 ・特殊音素，不規則な音に注意した音読
7歳3〜 　　6ヵ月	・ザ行単語 ・ザ行短文 ・構音基礎訓練	・語頭音，語尾音，語中音の順に標的音（目標音）を含む単語の復唱/音読練習 ・復唱/音読にて短文練習 ・構音点が移動する単語の発音 　　例）takaramono（たからもの）

		pataka（パタカ） ・舌の反復運動練習 　例）舌の上下左右出し入れ
	・訓練音全般	・教科書音読の確認
7歳7ヵ月	・訓練音全般	・教科書の音読，情景画の説明，自由発話の練習

　7歳2ヵ月時に保護者より教科書の音読が苦手であるという相談があった。ゆっくり音読すると比較的明瞭度が高かったが，以前から苦手であった撥音や長音，促音など特殊音素部分でリズムの崩れがあり不明瞭となった。構音訓練場面では短文レベルで産生できる音も浮動的な誤りを認め，特に構音点が移動する単語では音の置換や同化が生じた。また，語尾の不正確読みがあり，意味内容を把握できていないこともあった。不規則音の音読では「は」・「へ」を「わ」・「え」と読み，なかなか修正ができなかった。しかし，音読時に，どこにどの字が書いてあるのかを気にすることができていた。

　7歳7ヵ月時になると構音の誤りは自発話で「つ」「ず」に浮動的な誤りを残すのみとなり，会話明瞭度は1.5（よくわかると時々わからない語があるの間）であった。学校生活や家庭生活に大きな困難がないとの判断で，小児科で行われてきた定期的な発達面の診察は終了となった。構音訓練中の様子からは聴覚把持は3単位と短いままであり，小学校での学習面の問題が危惧されたが，硬筆の書初め大会で賞をもらうなど自信をつける出来事もあり，学習面での大きな問題はなかった。そこで，保護者と相談のうえで，舌運動や音読時に気をつける点などを指導して言語訓練も終了とした。

5. ま と め

　4歳6ヵ月より言語聴覚療法を実施した。開始時は構音できる音が少なく，言語表出の遅れが目立った。しかし，言語理解は年齢相応であり，言語表出も小学校入学後に増加して発話内容がわかりやすくなった。機能性構音障害は系統的な構音訓練で改善していったが，長い発話や音読では音の置換や同化が生じやすく，リズムの崩れなども目立った。これには随意運動発達検査で認めた微細な運動調節の苦手さが影響していると感じられた。

　構音障害を主訴とした子どもを検討した研究[15]では，「言語発達遅滞を有する群では随意運動の遅れという神経学的な要因と密接な関連を有して発生したこと」「随意運動発達の遅れがある群ではより多種にわたって子音が障害される傾向があること」が示唆されている。また，本児は言語表出が少ない時期は身振りをよく用い，単音産生が可能な音であっても，複数の音が続くと産生困難になるなどの様子があり，いわゆる発達性発語失行（Childhood apraxia of speech：CAS）[16]に近い現症ではないかとも考えられた。

　話し始めがかなり遅く，4歳代でも語の部分的な発話中心で構音全体が不明瞭であったが，落ち着いて意識的に練習が可能な「構音訓練の適正時期」を探りながら関わることで，1年以上を要したものの，機能性構音障害の改善が得られた症例であった。

Ⅷ 特殊な機能性構音障害の症例 ―日常会話が日本語と英語の場合

1．症例の概要（初回評価時：4歳8ヵ月，女児）

〈**主　訴**〉　母親より：発音を早く良くしたい。日本語も英語も同じ感じで発音ができていない。

〈**現病歴**〉　発音と言語環境の影響を母親が心配していた。4歳8ヵ月に構音評価・訓練目的にて当院受診，言語聴覚療法開始となる。

〈**耳鼻咽喉科所見**〉　機能性構音障害の疑い，その他に特記すべき所見なし。

〈**発達歴**〉　出生時体重：約4,400g。定頸：不明。始歩：1歳すぎ。始語：1歳すぎ。二語文：2歳頃。

〈**教育歴**〉　生後9ヵ月より保育園へ通園。初回評価時は年中組。

〈**家族構成**〉　父親，母親，兄との4人家族。

〈**言語環境**〉　父親は日本人，母親はアメリカ人。日本にて出生，数ヵ月単位でのアメリカ滞在歴はあるが基本的には日本で生活。家庭では両親とも日本語と英語を併用しており，保育園では日本語のみ使用。本児も母親も日本語での日常会話が可能。

〈**言語指導経過**〉　年中の4歳8ヵ月に初回評価を行い，4歳11ヵ月の再評価では日本語の言語発達も順調と思われ訓練開始となった。週1回の通院頻度で日本語での系統的構音訓練を進め，5歳2ヵ月で日本語の正常構音の活用が本読みの復唱までほぼ安定するようになった段階で，母親と相談して英語教材での自宅練習も追加した。5歳4ヵ月には日本語でも英語でも日常会話レベルまでほぼ正常構音を活用できるようになり，通院終了の希望もあり経過良好であったため，自宅練習の継続をすすめて訓練終了となった。

2．評　　　価

1）初回評価時の構音の様子（4歳8ヵ月時）

　直前までの5ヵ月間はアメリカに滞在していたため，母親によると「日本語を思い出し中」とのことで，日本語での声かけに対してやや反応が少ない印象を受けた。ささやき声への反応および耳鼻咽喉科診察から聴力の問題は認められなかった。

⑴　構音器官の形態

構音器官に器質的な異常は認められなかった。

(2) 構音器官の機能など

　口唇をとがらす，口唇を横に引く，頬をふくらませる，舌を前に出す，舌を左右の口角につける，舌尖を挙上して上口唇に触れるなどの課題で運動面の支障はなかった。聴覚的に開鼻声は認められず，鼻息鏡での確認でも鼻咽腔閉鎖機能の異常は認められなかった。

(3) 構音検査（単語）結果

〈方　法〉　絵カード提示にて呼称

〈結　果〉　呼称できた単語35/50語

- ・無声歯茎摩擦音が破裂音または破擦音へ置換

  s→tまたはs→ts

  （例：semi（セミ）→temi（テミ），suika（スイカ）→tsuika（ツイカ），hasami（ハサミ）→hatami（ハタミ），basu（バス）→batsu（バツ）など）

- ・無声後部歯茎摩擦音が破裂音または歯茎硬口蓋破擦音へ置換

  ɕ→tまたはɕ→tɕ

  （例：dʑitenɕa（ジテンシャ）→dʑitenta（ジテンタ），ɕinbuɴ（シンブン）→tɕinbuɴ（チンブン），aɕi（アシ）→atɕi（アチ）など）

- ・有声歯茎破擦音が破裂音または歯茎硬口蓋破擦音へ置換

  dz→dまたはdz→dʑ

  （例：dzo:（ゾー）→do:（ドー），dzuboɴ（ズボン）→dʑuboɴ（ジュボン），re:dzo:ko（レーゾーコ）→re:do:ko（レードーコ）など）

- ・音韻発達途上と思われる誤り

  （例：megane（メガネ）→menane（メナネ），terebi（テレビ）→teberi（テベリ）など）

　なお，単語および単音節の復唱を促すと嫌がる様子があり，被刺激性を確認できなかったが，母親によると「家で言わせても同じ発音」とのことであった。

2）2回目評価時の構音の様子（4歳11ヵ月時）

　初回評価時よりも発話量が多く反応性も向上していて，母によると「もう日本語も思い出せていると思う」とのことであった。言語発達に関する詳細な評価は母親が望まず，質問応答などの反応から日本語の言語発達に大きな問題はないと思われた。

(1) 構音検査（単語）結果

〈方　法〉　絵カード提示にて呼称

〈結　果〉　呼称できた単語41/50語。構音は初回評価時とほぼ同様だが，音韻発達途上の誤りは改善傾向。

3．全体像の整理と訓練方針

　正常な構音発達途上の状態であり，年齢に相応な範囲の発音であるため急いで練習をする必要はないだろうと説明したが，母親としては「3歳頃から変化がなくて心配。

日本語と英語を併用する言語環境に以前から不安を感じていたし，もうすぐ受験予定もあるので，早く上手な音になるよう練習したい」との希望であった。本児が発音そのものを気にしている様子は見受けられなかったが，母親との英語に関する家庭学習で発音を直されると嫌がることが多いとのことであった。まだ普段の会話や家庭学習では発音を指摘したり言い直しさせたりしないように母親へ伝え，日本語での系統的構音訓練を開始予定として，自宅練習について母親指導を実施した。なお，英語については対応しかねる旨を母親と相談し，日本語での系統的構音訓練を先行して，音の状態などに応じて相談しながら，母親指導の形式で英語に対応する予定とした。

4．訓 練 経 過

　訓練経過を以下の表に示す。毎回の訓練のはじめには，前回までの内容について自宅練習を確認して，必要な場合は修正をして進めていった。

年　　齢	訓練を行った音	誘導方法など
4歳11ヵ月 （1週目）	・舌の脱力	・舌を下口唇まで出しての脱力を導入
4歳11ヵ月 （2週目）	・/su/の導入	・口形の見本提示を伴う聴覚刺激にて/θ:/を誘導，/ɸ:/や/tθ:/の場合もあった ・自宅練習のため母親へ留意点を伝えた
4歳11ヵ月 （3週目）	・/su/の確認 ・/su/が語頭の単語まで	・/θ:/が安定するようになっていた ・/θ:u:/から挺舌での練習音を誘導
4歳11ヵ月 （4週目）	・/su/が語尾と語中の単語 ・/sa/の単音節と無意味音節	・復唱にて可能 ・/θ:a:/から挺舌での練習音を誘導
5歳0ヵ月 （1週目）		（家族の都合のため休み）
5歳0ヵ月 （2週目）	・自宅練習の確認 ・/se/の単語まで	・/su/が語中の単語は半分くらいが/tθu/になったが，「やさしい風」の声かけと口形の見本提示にて改善 ・/θ:e/から挺舌での練習音を誘導
5歳0ヵ月 （3週目）	・/so//ɕi/の単語まで ・/dzu/の単語まで	・/θ:o//θ:i:/から挺舌での練習音を誘導 ・/tθi/になる場合があったが，「やさしい風」の声かけと口形の見本提示にて改善 ・練習音/su/からの聴覚刺激にて誘導
5歳0ヵ月 （4週目）	・単語練習の確認 ・/dza//dze//dzo/の単語まで ・英語についての母親指導	・挺舌の程度が自然と少なめになっていた ・練習音/sa//se//so/からの聴覚刺激にて誘導 ・母親より「英語の会話でも，自然に/s/で良い音が出ることがある」 ・引き続き普段の会話では指摘せず，また英語の会話での様子を相談予定とした

5歳1ヵ月 （1週目）	・単語練習の確認 ・二語文 ・本読みの導入	・練習音で舌を出さず/ɕ/や/dʑ/になる割合が増えたが，見本で挺舌を示すと改善 ・復唱形式にて練習音の活用が可能 ・2文節の復唱なら可能だが，文節数が長くなると不安定なため保留 ・自宅練習において，母親の見本でも挺舌を示すよう確認した
5歳1ヵ月 （2週目）	 ・単語練習の確認 ・本読み復唱 ・あいさつの導入	・母親より「練習のときに自分からも言い直すようになった」 ・自発的に修正することがあった ・3〜4文節になっても誤りが生じにくく，自発的または声かけでの修正可能 ・あいさつの復唱で練習音の活用が可能
5歳1ヵ月 （3週目）	 ・英語についての母親指導	・母親より「家族とのあいさつでは言えるけど，まだ家族以外へのあいさつでは難しい」とのことで，まずは家族とのあいさつで活用をすすめた ・母親より〈phonics〉という英語圏の幼児に対する指導法の話題があった（図2-7〈phonics〉見本）。 ・母親に見本を示してもらうと，ゆっくりと子音部分を強調する構音動作であった ・/s/や/dʑ/の見本では舌を出さないままで，〈風〉を今までの練習とつなげて，英語での単語と短文も自宅練習に追加
5歳1ヵ月 （4週目）	 ・英語についての母親指導 ・本読み復唱，あいさつ ・自由会話	・母親より「〈phonics〉の本で/s/が言えるようになった，以前は/t/だった」 ・母親との練習の再現では，/s/で少し舌が出ることもあるが，聴覚的には許容範囲内 ・日本語の復唱では，挺舌でない/s/も可能 ・自発的に挺舌での練習音を使っている場合もあったが，練習音の活用は不確実 ・母親へ「良い音であれば，舌は出しても出さなくても大丈夫。音が不安定になったら強調した見本を」と伝えた
5歳2ヵ月 （1週目）	・本読み復唱 ・自由会話 ・会話練習の導入	・声かけにて修正可能で，舌は出ていたり出ていなかったり浮動的であった ・練習音の活用を含めて，良い音が増加 ・「おしゃべり1分」から時間設定
5歳2ヵ月 （2週目）		（母親の都合のため休み）
5歳2ヵ月 （3週目）		・母親より「会話練習で何度も言い直しが続くと怒ってしまう」

	・本読み復唱，会話練習	・誤り音が生じても見本で挺舌を示すと修正可能　→母親へ「言い直しを促すときには，見本で舌を出すように」とすすめた
5歳3ヵ月 （1週目）	・会話練習	・母親より「会話であまり気にならなくなってきた，保育園の先生の話でも目立たなくなっていると思う」 ・誤り音は声かけだけで修正可能
5歳3ヵ月 （3週目）		（母親の都合のため休み）
5歳4ヵ月 （2週目）	・自由会話 ・訓練終了についての母親相談	・母親より「〈phonics〉の本は読み書きの学習として続けている。もう日本語も英語も気にならない」 ・/s//dz/で舌が少し歯列間に見える場合はあるが，聴覚的には許容範囲内 ・「じょうず」→「じょうじゅ」と「ねずみいろ」→「ねじゅみいろ」などの誤り音が生じたが，声かけのみで修正可能 ・今後の予定を母親と相談し，通院終了の希望もあったため，「もし前の音が出たら声をかけて，良い音で言い直せたらほめる」の継続をすすめて，訓練終了となった

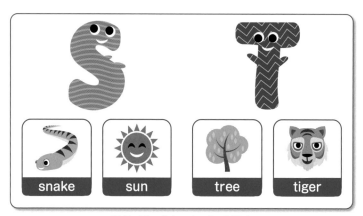

図2-7　〈phonics〉の見本

5. ま　と　め

　初回評価時から正常な構音発達途上の状態と思われたが，日本語と英語を併用する言語環境などを不安に感じていた母親の希望があって，構音訓練を開始した。年中1月から日本語での系統的構音訓練を進め，年長4月で日本語の正常構音の活用が本読みの復唱までほぼ安定するようになった段階で，母親と相談して英語圏の幼児に対する指導法である〈phonics〉の本を用いる形で，英語での自宅練習も追加した。年長6月には日本語でも英語でも日常会話レベルまでほぼ正常構音を活用できるようにな

り，自宅練習の継続をすすめて訓練終了となった。訓練回数は15回，訓練期間は6ヵ月であった。

　訓練の介入がなくても自然な経過で構音発達が完成した可能性も高いが，日本語と英語を併用する言語環境に不安を抱えていた母親にとっても，家庭学習で母親から発音を直されることを嫌がっていた本児にとっても，訓練を通して構音発達の完成が促進されたことは有意義であったと思われる。また，日本語での系統的構音訓練を行いながら，英語に関しても母親指導の形式で対応することで，正常構音の獲得と活用を促進できたと思われる。

IX　特殊な機能性構音障害の症例 ―イ列鼻咽腔構音

1．症例の概要（初回評価時：5歳7ヵ月，男児，右利き）

〈**主　訴**〉　祖母より：ことばがはっきりしない。

〈**診断名**〉　構音障害，表出性言語障害

〈**現病歴**〉　在胎32週，1,928g。前期破水のため帝王切開。新生児集中治療室（NICU）に1ヵ月入院。2歳から父子での生活だった。3歳10ヵ月に現住所に転居し，3歳11ヵ月に保育園に入園。ことばの遅れを指摘され，A病院の耳鼻科を受診。市の保健福祉課の紹介で4歳6ヵ月にB療育センターを受診。上記診断にて2回/月の頻度で言語聴覚療法を開始した。年長児となり，構音に重点を置いた指導の必要性から当院に紹介があり，5歳7ヵ月より当院の言語聴覚療法を開始した。

〈**耳鼻咽喉科所見**〉　3歳11ヵ月，A病院耳鼻科にて聴力検査実施。異常なし。口腔器官に器質的な異常なし。

〈**言語発達の情報**〉　3歳10ヵ月時：「パパ」の他はすべてジャーゴン

〈**家族構成・家族歴**〉　祖父，祖母，父親，兄との5人家族。兄：軽度精神遅滞。

〈**B療育センターからの情報**〉　表2-8に4歳6ヵ月時の評価結果を示す。コミュニケーション態度は良好で，性格も穏やか。初診時点で有意味語は不明瞭であるが100語以上あり，二語文の表出もある。簡単な指示は理解できるが，要求や拒否の表出は身振りの使用が多い。話しかけると返事をする。訓練として言語面について語彙の聴覚的理解の拡大，場面に応じたやりとりを実施した。発話が増加した5歳頃から/h/の構音訓練を開始し，会話レベルでも使用可能となった。認知面については，文字や数字，ルールのある遊びの理解を実施。発話面の伸びは大きいものの，文字と構音の習得は緩やかである。

表2-8　4歳6ヵ月時の評価

S-M社会生活能力検査	SQ（社会生活指数）65
新版K式発達検査	認知適応93　言語社会56
絵画語い発達検査（PVT-R）	語彙年齢：3歳0ヵ月　評価点6（平均の下）
国リハ式〈S-S法〉 言語発達遅滞検査	コミュニケーション態度Ⅰ群（良好） 段階4-2 　受信　3語連鎖　2歳4ヵ月レベル 　発信　事物名称有意味語成人語1/16（幼児語8/16） 　　　　動詞成人語0/5（幼児語1/5　ジェスチャー2/5）　1歳 　　　　7ヵ月レベル

２．評価（５歳７ヵ月時）

1）構音の評価結果

(1)　新版 構音検査：単語検査，音節検査

・イ列音→鼻咽腔構音　　母音「い」も産生困難で「ん」に置換して聞こえる

（例：ɕinbuɴ（シンブン）→ɴːbuː（ンーブー），kiriɴ（キリン）→ɴɴɴ（んんん））

・歯茎摩擦音・歯茎破擦音が歯茎破裂音へ

s→t　　　　　　サセソス→タテトツ

dz→d　　　　　ザゼゾズ→ダデドドゥ

（例：sora（ソラ）→tora（トラ），reːdzoːko（レーゾーコ）→reːdoːto（レードート））

・前後音の構音点に影響された音の同化や音位転換が多発

koppu（コップ）→poppu（ポップ），poketto（ポケット）→potekko（ポテッコ），

megane（メガネ）→menade（メナデ），tsukue（ツクエ）→kutsue（クツエ）

(2)　鼻咽腔閉鎖機能検査

・軟口蓋，咽頭側壁の動きが乏しい

・鼻漏出　　ハードブローイング時　　なし

　　　　　　ソフトブローイング時　　なし

　　　　　　/a//e//o//u/　　　　　　なし

　　　　　　/i/　　　　　　　　　　左右とも重度にあり　鼻渋面あり

　　　　　　/p//t//k/　　　　　　　なし

・鼻をつまんで鼻閉の状態をつくると/i/のみ発音できなかった

2）言語検査結果

(1)　絵画語い発達検査（PVT-R）

・語彙年齢：4歳0ヵ月　評価点6（平均の下）

(2)　国リハ式〈S-S法〉言語発達遅滞検査

・段階5-1　受信：語順（＋）　　4歳2ヵ月レベル

　　　　　　発信：3語連鎖　1/2形式　　3歳1ヵ月レベル

3）その他評価結果

⑴　**随意運動発達検査**（5歳7ヵ月以下の課題で通過できなかったもの）
・B顔面・口腔：左右口角に交互，上口唇なめ，/pataka/，/pataka/繰り返し
・C体幹・上下肢：片足立ち（閉眼）

3．全体像の整理と訓練方針

　言語訓練室では着席して穏やかに課題に取り組む様子があった。日常的な質問に応答可能で，二語文，三語文での発話があり，許可や交渉の表出が可能であった。会話明瞭度は4（時々わかることばがある）程度で，保護者であっても聞き取れないことが多かった。子どもは伝わらないと言い換えたり，ジェスチャーをしたりして伝えようとする様子があった。

　B療育センターでの言語訓練開始時と比べると言語表出面の伸びが著明であったが，全体としては言語理解表出の遅れを伴い，顔面・口腔の随意運動の苦手さが目立った。構音はイ列鼻咽腔構音とサ行・ザ行の構音障害，前後音に影響される音の置換が目立つ状態であった。興味のない課題への集中時間が短いため，構音訓練だけでなく，説明課題や語彙拡大等の言語課題を併せて1回/週の頻度で実施することとした。構音訓練は，B療育センターでも取り組み始めていたイ列音より開始することとした。

4．訓練経過

　イ列の構音訓練はB療育センターにて実施していた訓練方法を継続し，「え」を連続的に発声させながら「い」の口形に導く方法を用いて練習を開始した。開口したままに口から声を出すことが可能ではあったが，鼻漏出があり，鼻渋面_{びろうしゅつ}（p.3参照）も認めた。

　「え」から「い」の口形に導く方法をいったん中断して，広母音「あ」を連続的に発声させながら後に続けて「い」を発音する方法を行うと，「い」に近い音を産生することが可能となった。「い」の系統的構音訓練について表2-9に示した。

　しかし，なかなか安定して音の産生ができず，「難しい」という気持ちが強くなると練習が続かなかった。そこで「い」の産生と並行して「す」の産生練習を開始した。集中して構音訓練を続けられる時間は20分程度と短かった。苦手としていた舌の交互運動や「ぱたか，ぱたか」など構音点が変化する音の組み合わせをスムーズに言う練習も継続的に行った。

　6歳5ヵ月で小学校に入学し，訓練頻度が1回/週から1回/2週に減少した。小学校はB療育センターでの知能評価結果を参考に通常級に就学した。訓練に集中できる時間は長くなり，構音訓練中心の関わりとなった。

表2-9　「い」の鼻咽腔構音改善のための系統的構音訓練

	訓練の手順	具体的な例
音の獲得	鼻腔に呼気が漏れないように口腔から呼気を出して音を出す	口腔から息が出ている他の母音を連続的に発声させながら「い」の口形に導く。今回は「あ」を連続的に発声させながら後に続けて「い」を発音する方法を用いた
単音節の産生	「い」に近い音で口腔から呼気が出る音を「い」として認識してもらう	
無意味音節の練習	前後に他の音をつけても構音できるようにする	本児の場合は語頭単語では鼻咽腔構音に戻りやすかったために，前，前後，後の順に他の音をつけた あい，あいあ，いあ
単語の練習	難易度によって語頭，語尾，語中に音がつく単語を用いるなるべく日常生活で知っている単語を使用する	本児の場合は前に母音をつけたほうがやさしかったため，語尾，語中，語頭の順で行った はい，かい，ない，まい あいす，かいと いか，いす，いね
短文の練習	出せるようになった単語を利用して二語文，三語文をつくり，練習している音を正しい構音で言えるようにする	おいしいあいすをたべた かいもいかもすきです
文章・会話の練習	練習した音が日常生活にも使用できているかチェックする	本読みや簡単なゲームの中で正しい音が使えているかチェックする

構音訓練の経過を以下の表に示す。

年　齢	訓練を行った音	誘導方法など
5歳7ヵ月	・「い」単音 ・構音基礎訓練	・「え」を連続的に発声させながら「い」の口形に導く ・舌の交互運動，構音点が変化する音の組み合わせの練習
5歳8ヵ月	・「い」単音	・「あ」を連続的に発声させながら後に続けて「い」を発音する練習
5歳9～ 　　10ヵ月	・「い」単音 ・「す」単音	 ・脱力した舌を下唇まで出し前歯で軽く挟み/θ:/を産生し，後に「う」を少しずつ速く言わせ「す」の音を誘導
5歳11ヵ月	・「い」無意味音節 ・「す」無意味音節	・訓練音の前に広母音の「あ」や「お」をつけて構音できる組み合わせを広げる 　例）あい，ない，まい，かい，はい，おい ・後に母音をつける ・前に母音をつける ・前後に母音をつける

6歳0〜 4ヵ月	・「い」単語 ・「す」単語	・語尾音，語中音の順に標的音（目標音）を含む単語の復唱練習 ・舌を出した状態のまま語頭音，語尾音，語中音の順に単語の復唱練習 ＊発話開始時に吃音症状のブロックが目立つようになった。子どもには自覚がないために構音訓練自体は継続
6歳5〜 6ヵ月	・「い」単語〜短文 ・「す」短文	・語頭音単語の練習 ・二〜三語文の練習 ・舌を出した状態のまま二〜三語文の練習
6歳7〜 11ヵ月	・「い」「す」短文 ・「さ」「せ」「そ」 　単音〜単語	・二〜三語文の練習 ・産生できた「す」から誘導する 「すあ」→「さ」，「すえ」→「せ」， 「すお」→「そ」 ・それぞれの音節に対して無意味音節，単語復唱練習
7歳0〜 1ヵ月	・サ行　短文	・前歯に挟んで発音していた舌を中に入れるように指導
7歳2〜 4ヵ月	・「き」単音 ・「き」無意味音節 ・「き」単語〜短文	・「い」の口形で「くいー」と速く発音させ，「き」を誘導 ・無意味音節の復唱／音読練習 ・語頭音，語尾音，語中音語〜短文練習
7歳5〜9ヵ月　訓練の中断		
7歳10ヵ月〜 8歳0ヵ月	・「し」単音 ・「し」無意味音節 ・「し」単語〜短文	・「すいー」と速く言うことで音を産生 ・無意味音節の復唱／音読練習 ・語頭音，語尾音，語中音語〜短文練習 ＊単語において音の同化や音位転換は減少 ＊吃音症状は強くなり，随伴症状が出現

5.まとめ

　鼻咽腔構音は母音「い」「う」およびイ列音，ウ列音に多く，[s, ts, dz]にも生じる。舌が口蓋に完全に接した状態のまま軟口蓋が挙上して，軟口蓋と咽頭後壁で音がつくられる。呼気はすべて鼻腔から流出するため，鼻腔を閉鎖すると音が出ない[8]。構音時に呼気や音声が口腔から出るようにすることが基本で，口腔から出す音のほうが出しやすいので良い音の安定は比較的早いとされる[17]。本児の場合は正常に出ているはずの子音に「い」をつける段階でつまずき，イ列音の獲得に難渋している。これには，舌の交互運動などの顔面・口腔の随意運動にみられる不器用さが大きく影響していると推測した。

　本来ならば一つの音系列の練習が短文レベル程度まで安定してから次の音の練習に移るのが望ましいと考えられるが，本児は一つの音の練習に集中して取り組める時間が短かったことから，イ列音とサ行音の練習を並行して進めた。また，吃音症状が出

現したことも構音訓練には不利な状況となった。

　訓練開始より約2年半が経過し，サ行・ザ行の誤りは改善し，単語レベルでの音の同化や音位転換の誤りもなくなった。イ列音は母音「い」の産生が可能となったものの，一般化が乏しく，今後もイ列音一つずつに対して系統的な訓練を実施していく必要がある。加えて，読み書きの困難さも併せ持っており，構音訓練と並行して，音読時の斉読（せいどく）など吃音に関するアプローチや，読み書きで生じる問題への対応を保護者に伝えていっている。

引用文献

1 ）日本精神神経学会 精神科病名検討連絡会：DSM–5 病名・用語翻訳ガイドライン（初版），精神神経学雑誌；116巻6号：429-457，2014

2 ）ICD-11 for Mortality and Morbidity Statistics（Version：05/2021）（https://www.icd.who.int/browse11/l-m/en）

3 ）森実加奈，佐藤公美，三根生茜　他：学校健診における言語障害検診の重要性，音声言語医学；52巻2号：183-188，2011

4 ）多田節子，阿部雅子：機能性構音障害99例の構音訓練，コミュニケーション障害学；20巻3号：137-144，2003

5 ）富永智子，伊藤美知恵，高見観　他：機能性構音障害児242例に関する実態調査，愛知学院大学歯学会誌；49巻1号：91-98，2011

6 ）阿部雅子：構音障害の診断と治療，音声言語医学；43巻3号：316-324，2002

7 ）今井智子：小児の構音障害―多様性への対応―，音声言語医学；57巻4号：359-366，2016

8 ）構音臨床研究会編集：新版 構音検査，p.1，pp.10-12，千葉テストセンター，2010

9 ）阿部雅子：構音障害の臨床―基礎知識と実践マニュアル，p.36，金原出版，2003

10）今井智子，鈴木恵子，原恵子　他：小児構音障害の臨床の現状と課題―構音に問題のあるお子さんへの対応に関するアンケート調査―，言語聴覚研究；11巻2号：137-142，2014

11）文部科学省初等中等教育局特別支援教育課：初めて通級による指導を担当する教師のためのガイド，p.4（https://www.mext.go.jp/tsukyu-guide/index.html，2020）

12）原恵子：健常児における音韻意識の発達，聴能言語学研究；18巻1号：10-18，2001

13）今井智子：小児構音障害，言語聴覚士テキスト（広瀬肇監修），pp.337-344，医歯薬出版，2005

14）今井智子：小児の構音障害，音声言語医学；51巻3号：258-260，2010

15）千葉芙美子，田中美郷：いわゆる機能的構音障害発症の原因について，耳鼻咽喉科臨床；69巻11号：1711-1717，1976

16）American　Speech-Language-Hearing Association. Childhood Apraxia of Speech.（https://www.asha.org/practice-potal/clinical-topics/（参照2021-07-09））

17）前掲書9），pp.78-83

参考文献

・廣瀬肇監：発話障害へのアプローチ—診療の基礎と実際—，インテルナ出版，2015

・橋本圭司，青木瑛佳：神経発達症／発達障害のサインと判定法，三輪書店，2019

・山岨達也専門編集：ENT臨床フロンティア　子どもを診る　高齢者を診る—耳鼻咽喉科外来診療マニュアル，中山書店，2014

・山下夕香里，武井良子，佐藤亜紀子　他：わかりやすい側音化構音と口蓋化構音の評価と指導法—舌運動訓練活用法，学苑社，2020

・浅野和海：小特集 子どもの音声—子どもの構音障害，日本音響学会誌；68巻 5 号：248-253，2012

・山根律子，水戸義明，花沢恵子　他：改訂版 随意運動発達検査，音声言語医学；31巻 2 号：172-185，1990

・原恵子：健常児における音韻意識の発達，聴能言語学研究；18巻 1 号：10-18，2001

・弓削明子：特異な構音障害をもつ症例の検討：構音と音韻意識との関連から，聴能言語学研究；18巻 2 号：89-95，2001

・青木俊仁，笠井新一郎，濱口雅子　他：構音障害改善後に読み書きの問題が顕著になった 1 症例，言語聴覚研究；7 巻 1 号：5-12，2010

・福迫陽子，沢島政行，阿部雅子：小児にみられる構音の誤り（いわゆる機能的構音障害）について—その臨床経験—，音声言語医学；17巻 2 号：60-71，1976

・阿部雅子：構音障害の臨床—基礎知識と実践マニュアル，金原出版，2003

・今井智子：小児の構音障害—多様性への対応—，音声言語医学；57巻 4 号：359-366，2016

・野田哲雄：発音とフォニックス，英學論考；32通号：83-92，2001

・渋谷玉輝：早期英語教育におけるフォニックス導入の可能性，言語と文明；9 巻：113-123，2011

・清水雅子，堀部智子，堀部晴司　他：イ列音で異常構音を呈した機能性構音障害の一例，小児耳鼻咽喉科；32巻 3 号：405-408，2011

第3章

口蓋裂による構音障害

I 概　　要

　口唇口蓋裂は，日本では約500人に1人の割合で出現する口腔の先天性疾患であることから，顎顔面，口唇，口蓋の形態や機能にさまざまな問題が起こる。なかでも口蓋形成術後にみられる構音障害の出現は比較的高く，岡崎[1] の報告では出現率51.9％と，口蓋化構音，側音化構音，声門破裂音の順で異常構音の出現が多かった。また，裂型別にみると両側口唇口蓋裂が72.4％と最も高く，片側口唇口蓋裂，口蓋裂単独の順であった。岡部ら[2] の報告では出現率38.4％で，置換23％，口蓋化構音13.4％，側音化構音3.8％，声門破裂音3.8％，鼻咽腔構音1.9％であった。加藤[3] は，1歳代で初回手術を受けて鼻咽腔閉鎖機能が良好な口蓋裂児であっても構音障害の生じる割合は，多くの施設で40〜50％と高い割合を示すとしている。

　術式や手術時期，裂型により異なるが，口蓋形成術後の構音障害には，口蓋化構音，側音化構音，声門破裂音，鼻咽腔構音の順で「異常構音」が多く，「発達途上の構音の誤り（未熟構音）」もみられる。さまざまな要因が重複していることが考えられるため，発語器官，鼻咽腔閉鎖機能，構音，言語発達などの評価を行い，適切な時期に治療・指導を行うことが重要である。

1. 評価方法

1）発語器官

　発語器官の形態と機能を把握し，構音に及ぼす影響を確認する。また，口腔内の形態は手術や歯科治療，発達によっても変化を示すので，評価は定期的に行う必要がある。

・**口唇**：口唇形成術後，人中が短い，あるいは瘢痕（p.3参照）があると口唇閉鎖が困難な場合がある。開閉，突き出し，横引きなどの動きを確認する。

・**鼻**：外鼻の変形や鼻孔の狭窄を観察し，鼻呼吸の有無について鼻息鏡などを用いて確認をする。鼻呼吸ができないのは，副鼻腔炎や鼻炎，アデノイドの肥大など耳鼻疾患で鼻咽腔が狭窄している場合があるので，耳鼻咽喉科の診察をすすめる。また，鼻渋面（p.3参照）が観察されたときは鼻咽腔閉鎖機能不全が疑われる。

・**歯列・咬合**：欠損歯，捻転歯，上下の顎突出，開咬は構音に影響を及ぼすため確認

が必要である。

・**舌**：舌の大きさや非対称性，舌小帯短縮の有無を観察し，舌運動（突出，左右，挙上，反転）を確認する。

・**硬口蓋**：口蓋の高さや狭窄の程度を調べる。口蓋瘻孔（p.3参照）がある場合は，瘻孔より前方で構音される音で影響されることが多いので，瘻孔の大きさや位置を確認し，開鼻声や呼気鼻漏出による歪みなど構音への影響を調べる。

・**軟口蓋**：鼻咽腔閉鎖機能の主要な器官である。軟口蓋の長さ，左右の対称性，瘢痕の程度，瘻孔の有無を調べる。[aː] 発声時の軟口蓋の動きと挙上の程度，左右差の有無を確認する。粘膜下口蓋裂が疑われる場合は口蓋垂裂の有無，硬口蓋後端を触診し欠損を確認する。また，[aː] 発声時に軟口蓋正中がV字にへこんでいないかを確認する。

・**咽頭**：口蓋扁桃肥大は軟口蓋の動きを妨げることがあるので，口蓋扁桃肥大の有無・程度を調べる。また，咽頭側壁の正中への動きや咽頭腔の深さや咽頭後壁の前方への動きも確認する。

2）鼻咽腔閉鎖機能

　正常な構音獲得のためには，良好な鼻咽腔閉鎖機能の獲得が不可欠である。鼻咽腔閉鎖機能の評価には，STが日常の臨床場面で実施できる「簡易に行える検査」と「機器を用いた精密な検査」がある。簡易検査では，口腔内の評価，音声言語の評価，ブローイング検査，鼻咽腔閉鎖機能を判定する。日本コミュニケーション障害学会が発刊している「口蓋裂言語検査」[4] を参考にまとめた。

〈**簡易にできる検査**〉

(1)　口腔内の評価

・軟口蓋の長さ：安静時の軟口蓋の長さを3段階で評価する。

・軟口蓋の動き：/a/ 発声時の軟口蓋の動きを3段階で評価する。

・咽頭側壁の動き：/a/ 発声時の咽頭側壁の動きを3段階で評価する。

・瘻孔など：瘻孔は位置・大きさ・形態を図示し，欠損歯があれば記載する。

(2)　音声言語の評価

　聴覚判定で，開鼻声と呼気鼻漏出による子音の歪みについて，4段階で評価する。参考として，鼻息鏡を用いて呼気鼻漏出の程度を3段階で測定する。

・開鼻声：開鼻声は，過度の鼻腔共鳴により声の質の異常をきたしたもので，母音 [a, i]，短文および会話での音声について聴覚的に評価する。

・呼気鼻漏出による子音の歪み：呼気が鼻咽腔や口蓋瘻孔から鼻腔に漏出すると口腔内圧を高めることができず，子音が弱音化あるいは鼻音化する。単音節（[pa, ka, sa]），短文および会話により評価する。

(3)　ブローイング検査

　ブローイング検査には，ソフトブローイング検査とハードブローイング検査がある。発話時の鼻咽腔閉鎖運動は，軽く吹く運動と似ているので基本的にはソフトブ

ローイング検査で行う。そのため，ハードブローイング検査はソフトブローイングが困難な場合に実施することが多い。

瘻孔がある場合は，綿球などで瘻孔をふさいだ状態で検査し，呼気鼻漏出の原因が鼻咽腔閉鎖機能不全なのか瘻孔なのかを確認する必要がある。また，鼻から呼気が漏れないようにするため鼻渋面がみられることもあるので鼻渋面の有無も観察しておくとよい。

・ソフトブローイング検査：ストローでコップの水をできるだけ長く弱い力で軽く吹き，水を泡立たせる。
・ハードブローイング検査：巻き笛やラッパを一息に吹かせる。

⑷　鼻咽腔閉鎖機能の判定

鼻咽腔閉鎖機能の判定は，音声言語の評価とブローイング検査の結果から，「良好」から「不全」の4段階で評価を行い（図3-1），必要に応じて機器を用いて精査を行う。

〈機器による評価〉

⑴　側方頭部Ｘ線規格写真（セファログラム）

安静時と発声時を比較することにより，鼻咽腔閉鎖に関与する構音器官の状態を観察することができる。軟口蓋と咽頭後壁間に空隙がなく，閉鎖していれば鼻咽腔閉鎖機能は良好と判断できる。

⑵　内視鏡検査（鼻咽腔ファイバースコピー）

ファイバースコープを鼻腔へ挿入して，ブローイング時，発声時（母音・子音）の

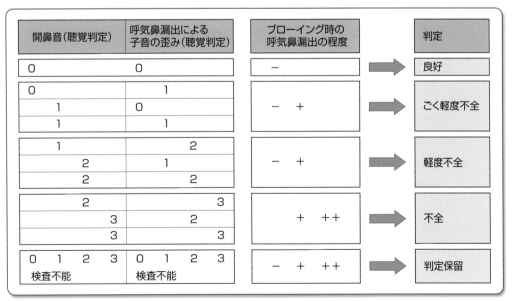

図3-1　鼻咽腔閉鎖機能の判定

（日本コミュニケーション障害学会口蓋裂言語委員会編：口蓋裂言語検査（言語臨床用，DVD付），日本コミュニケーション障害学会，2007）

軟口蓋，咽頭後壁，咽頭側壁の動きから鼻咽腔閉鎖機能の閉鎖状態を観察する。

⑶　ナゾメーター

ナゾメーターは，鼻腔と口腔からの音圧を測り，その比率から開鼻声値（nasalance score）が産出され，開鼻声の程度を客観的に評価できる。また，数値化されるので，視覚的フィードバックが可能である。

3）構音評価

構音の獲得状況を把握するため，構音検査は3～6ヵ月ごとに行う。基本的な構音検査の手続きは機能性構音障害に準じて行う（第2章I概要を参照）。

異常構音は鼻咽腔閉鎖機能を基準とし，主として鼻咽腔閉鎖機能不全と関連が大きいものと関連が小さいものに分類がある[1]。鼻咽腔閉鎖機能不全と関連が大きいものには，呼気鼻漏出による子音の歪み，声門破裂音，咽（喉）頭摩擦音，咽頭破裂音がある。声門破裂音は，鼻咽腔閉鎖機能に問題のない機能性構音障害でもみられることがある。鼻咽腔閉鎖機能との関連が小さいとされている構音障害には，口蓋化構音，側音化構音，鼻咽腔構音があり，機能性構音障害でもみられる。それぞれの誤りの特徴・診断のポイントを表3-1に示す。

4）言語発達の評価

口蓋裂児の言語発達は，2～3歳くらいまでは遅れる傾向がある[3]ので家族支援を行いながら表出語彙などを評価していく。また，発達上の問題がない子どもは3歳頃までには言語表出の遅れを取り戻していく[1]ため，言語発達に遅れが認められた場合は，全般的な発達や知能検査などを行う必要がある。

5）聴覚の評価

口蓋裂児は滲出性中耳炎を繰り返しやすい。軽度難聴になることもあり，ことばの発達に影響が出ることもあるので，耳鼻咽喉科医師の診察の下，聴力の管理を行う。

2．治療方針・方法

1）鼻咽腔閉鎖機能不全に対する治療

鼻咽腔閉鎖機能不全と判定された場合の治療としては，言語聴覚療法，補綴治療，外科治療があり，対象の年齢や鼻咽腔閉鎖機能の程度により治療方針を決める。

⑴　言語聴覚療法

鼻咽腔閉鎖機能不全が明らかな場合は，補綴治療，外科治療で改善を図るのが原則である。軽度不全の場合は，鼻咽腔閉鎖機能の賦活訓練を行うことがある。ブローイング練習では，ラッパやシャボン玉などを使って，呼気を口腔内に貯めて流出させる。あるいは構音位置や構音操作獲得の訓練を行い，口腔からの呼気流出を増大させる。これらは試しに3～6ヵ月間実施し，正常な構音操作の学習により鼻咽腔閉鎖機能の改善が得られるかどうかを確認し，改善が見込めない場合は補綴治療，外科治療を検討する[5]。また，補綴治療と言語聴覚療法を併用することで鼻咽腔閉鎖機能が賦活化され，補綴物を撤去後に機能が良化されることもあり得る[6]。

表3-1　異常構音の特徴

異常構音の種類	鼻咽腔閉鎖機能	発現しやすい音	聴覚的特徴	視覚的特徴	診断のポイント
呼気鼻漏出による子音の歪み	不全との関連が大きい	破裂音・摩擦音・破擦音	弱音化，鼻音化	正常な構音操作	鼻孔を閉鎖すると正常に近く聞こえる
声門破裂音		破裂音・破擦音（無声音＞有声音）に多い　摩擦音にもみられる	母音を強く区切ったような印象	喉に力が入っている　口唇・舌の動きが観察されない　＊二重構音に注意	声門破裂音と対応する母音を交互に言う　例）「アカアカ」「アアアア」⇒省略　「アッアッアッアッ」⇒声門破裂音
咽頭破裂音		[k, g]	カ行・ガ行を喉に力を入れて強く発したような音	奥舌の挙上がなく，舌は水平に後方へ引かれる	カ行・ガ行に近い音に聞こえるが奥舌が挙上していない
咽（喉）頭摩擦音・破擦音		[s, ɕ]　[ts, tɕ, dz, dʑ]	喉に力が入り，絞り出したような，ささやき声を強く言ったような音	舌尖の動きがなく，舌は水平に後方へ引かれる	舌尖の動きがない
口蓋化構音	不全との関連が小さい	歯茎音　口唇音にもみられる	口にこもったような歪み　タ行⇒カ行，ダ行⇒ガ行，サ行⇒シャ行・ヒャ行に近い歪み	舌尖が下がり，舌背が挙上　舌に力が入り棒状の固まったような状態	舌尖が下がり，舌中央が挙上している
側音化構音		イ列音・拗音に多い　エ列音，[s, ts, dz]	シ⇒ヒ，チ⇒き，リ⇒ギ，サ行⇒シャ行に近い歪み	舌・下顎・口角が偏位　呼気は正中ではなく側方へ流出	鼻息鏡を下口唇にのせて側方の口角から出る呼気の流れを確認
鼻咽腔構音		イ列音・ウ列音に多い　[s, ts, dz]	母音は「ン」，子音は「クン・グン」に近い音	舌背が口蓋に接している	鼻孔を閉鎖すると音が出ない

＊二重構音：口腔内での構音操作と声門破裂音が同時に行われる。
　例）[p]：口唇音と声門破裂音が同時に産生。口唇の閉鎖はみられるが，喉に力が入り口唇からの呼気流出はほとんどみられない。

(2)　補綴治療

　鼻咽腔閉鎖機能不全に対して，手術ができない症例，訓練しながら経過をみる症例，低年齢で鼻咽腔閉鎖不全が確定できていない症例に補綴治療を行う。補綴治療のみで鼻咽腔閉鎖機能が賦活化される場合もある。

・バルブ型スピーチエイド：鼻咽腔部にバルブを入れることにより，咽頭腔の隙間を狭くするもので，軟口蓋が短い症例や咽頭腔の深い症例に適用される。

・軟口蓋挙上装置（palatal lift prosthesis：PLP）：軟口蓋部を持続的に挙上させる装置で，軟口蓋の長さは十分あるが，動きが不良の場合有効である。

・バルブつきPLP：PLPの後端にバルブをつけたもので，軟口蓋が短く軟口蓋の動きが不良な場合に適用されることがある。

(3)　外科治療（口蓋二次手術）

　言語聴覚療法や補綴治療を行っても鼻咽腔閉鎖機能の改善が得られない場合，口蓋裂二次手術を検討する。手術の適応や時期などは施設により異なるが，鼻咽腔閉鎖機能の評価に基づいて行う。代表的な手術にはre-pushback法と咽頭弁形成術がある。

・re-pushback法：軟口蓋が短いも動きが良好なものに有効である。

・咽頭弁形成術：軟口蓋の動きが悪い，咽頭腔が深い症例に適している。

2）構音訓練

　就学までに正常構音を獲得できるよう構音訓練開始は4〜5歳頃が適応となる。ただし，構音訓練の適応を考える際は鼻咽腔閉鎖機能や言語発達など全体を捉え，患児にとって何を優先すべきなのかを考慮することが重要である[6]。また，系統的な構音訓練は，機能性構音障害に準じて行う（第2章Ⅰ概要を参照）。

　各異常構音別に訓練法のポイントについて述べる。

(1)　声門破裂音

　鼻咽腔閉鎖機能不全の代償構音ではあるが，鼻咽腔閉鎖機能が良好な例や機能性構音障害にもみられる。鼻咽腔閉鎖機能の評価を行い，不全がある場合は鼻咽腔閉鎖機能を改善して訓練を行う。

　喉頭に力が入った状態で訓練をすると二重構音（口腔内での構音操作と声門破裂音が同時に産生）が出現する場合があるため，喉頭にかかった力を抜くことが重要である。訓練は，構音位置が喉頭から離れている口唇音から開始するとよい。また，子音と母音の間に摩擦音が入ると声帯の強い内転を防ぐことができる[5]。

(2)　咽頭破裂音

　咽頭破裂音は［k］［g］の構音位置が口腔から咽頭に後方化し，舌根と咽頭壁との接触で産生される。構音位置を軟口蓋に移すには，軟口蓋通鼻音［ŋ］から開始するとよい。

(3)　咽（喉）頭摩擦音・破擦音

　力を抜いて［h:］［Φ:］などの摩擦音を産生しながら軽く前歯をかむと［s:］に近い音が出る。徐々に舌先を上顎前歯列に近寄せて正常な［s］を導く[5]。

⑷　口蓋化構音

　口蓋化構音は舌に力が入り，歯茎音の構音位置が後退し舌背と口蓋で音がつくられるので，前段階として舌の脱力を行い異常な舌運動を除去する。舌に余分な緊張があると改善が難しい。導入は，舌の緊張が少ない摩擦音から開始するとよい。

⑸　側音化構音

　口蓋化構音と同様，舌の脱力を行い舌背の挙上をなくし，呼気を口腔の正中から流出する。呼気流出は鼻息鏡を下口唇にあてて確認をするとよい。イ列音でみられる場合は，母音（イ）から開始し，子音の場合は［s］［ɕ］から開始するとよい。

⑹　鼻咽腔構音

　鼻咽腔構音は鼻腔から呼気を流出しているため，口腔から呼気を流出させていく。イ列音やウ列音でみられる場合は，母音（イ・ウ）から開始し，子音の場合は［s］［ɕ］から開始するとよい。

　具体的な指導例は以下に示す各症例を参照されたい。

Ⅱ　軟口蓋裂の症例─声門破裂音

1．症例の概要

〈対象児〉　軟口蓋裂，4歳0ヵ月，女児

〈主　訴〉　母親より：言いたいことが伝わらない。

〈現病歴〉　生後1ヵ月より形成外科にて軟口蓋裂の加療および言語管理を開始した。口蓋形成術（push back法）を1歳6ヵ月時に行った。経過観察中，鼻咽腔閉鎖機能不全（軟口蓋の動きが弱い）のため，4歳0ヵ月でPLP（軟口蓋挙上装置）を作成し，装着した状態で系統的構音訓練を実施したが，十分な鼻咽腔閉鎖機能が獲得できなかったため，5歳8ヵ月に二次手術（咽頭弁形成術）を行った。

〈耳鼻咽喉科所見〉　鼓膜所見・聴力とも異常なし（滲出性中耳炎の既往なし）。

〈発達歴〉　周産期には異常はなく，生下時体重は約2,900gであった。定頸4ヵ月，始歩1歳0ヵ月，始語1歳2ヵ月，二語文2歳4ヵ月と，全般的な発達および言語発達は月齢相応であった。

〈教育歴〉　4歳代より幼稚園に通園。

〈家族構成〉　父親，母親との3人家族。

2．評　　価

1）聴力検査結果（4歳0ヵ月時）

遊戯聴力検査で左右10dB

2）発達検査結果（2歳8ヵ月時）

(1) 新版K式発達検査（全領域：DQ103）

・姿勢・運動：DQ116

・認知・適応：DQ100

・言語・社会：DQ106

3）言語検査結果（4歳0ヵ月時）

(1) 絵画語い発達検査（PVT-R）

・生活年齢：4歳0ヵ月

・語彙年齢：4歳1ヵ月　評価点：10（平均）

(2) 田研式言語発達診断検査（語い検査）

・生活年齢：4歳0ヵ月

・語彙年齢：3歳11ヵ月　語彙指数：98

4）構音訓練開始時の構音の様子（4歳0ヵ月時）

(1) 顔面・口腔

口腔視診では軟口蓋はやや短く，/a/発声時の軟口蓋の動きは不良であった。

(2) 鼻咽腔閉鎖機能

軽度の開鼻声があり，ソフトブローイング検査では，持続5秒で両側より呼気鼻漏出（鼻息鏡：1〜2）がみられた。また，側方頭部X線規格写真では，軟口蓋はやや短く，/a/発声時の挙上は不良で3mmの空隙がみられた。

(3) 構　音

・単音節：/b/，/d/，/h/，/Φ/，/w/，/j/，/m/，/n/操作可能，その他の子音はすべて声門破裂音

・単語，文章，会話：/w/，/j/，/m/，/n/は可能。/b/，/d/→鼻音化，その他の子音は声門破裂音

・誤りに一貫性があり，被刺激性は認められなかった

・会話明瞭度は3（話題を知っていればわかる）程度

3．全体像の整理と訓練方針

口蓋初回手術後（1歳8ヵ月〜4歳0ヵ月）は聴力，言語発達に遅れは認められなかったが，鼻咽腔閉鎖機能不全と開鼻声，/w/，/j/，/m/，/n/以外の音が鼻音化・声門破裂音になっていたため，言語発達・鼻咽腔閉鎖機能について4ヵ月ごとの言語管理（家族指導）を行った。自分が言っていることが伝わらないと癇癪を起こす場面が増えた。軟口蓋の動きが不良なため発音補助装置（PLP：軟口蓋挙上装置）を装着して，4歳0ヵ月より鼻咽腔閉鎖機能の賦活化，4歳5ヵ月より系統的構音訓練を実施し，経過をみながら再手術を検討することとした。

訓練は1週間に1回，母子同伴で30分行い，家庭での練習（5〜10分）を毎日行ってもらうよう指導した。

4. 訓 練 経 過

訓練経過を以下の表に示す。

年　齢	課　題		誘導方法など
1歳8ヵ月	家族指導	・口腔からの呼気流出 ・語彙（理解・表出）を増やす	・吹く遊び（紙片・ラッパ・ハーモニカ） ・幼児語や擬音語などの音声模倣を促す
2歳0ヵ月		・口腔からの呼気流出 ・二語文の表出	・鼻をつまんだ状態（閉鼻）で吹く遊び ・遊びの中で拡張模倣（子どもの発話に語を付加した文を提示し模倣）を促す 　例）「ワンワン」→「ワンワン　いた」
2歳4ヵ月		・文レベルの表出 ・口腔からの呼気流出	・表出できることばを増やし，文レベルでの発話を促進する ・鼻孔を閉鎖して口に呼気をためて吐く
4歳0ヵ月	機能訓練	 ・ブローイング練習 ・口腔内圧を高める	・PLPの調整を行いながら鼻咽腔閉鎖機能の賦活化を行う ・ストローで水の泡立てを，鼻孔を閉鎖して，弱く，長く続ける ・頬を膨らませる（鼻孔閉鎖→開鼻） ・下顎を引かないよう，少し高めで軽く発声する
4歳5ヵ月	構音訓練	/Φ/ 単音節 無意味音節 単語・短文	・呼気が口腔から出ていることを触覚（冷たい呼気）や視覚（紙片の動き）で確認する ・子音，母音を伸ばしながら行う ・単音節→単音節連続（「ふ，ふ，ふ」） ・「ふ」の前後に母音をつける（「あふ，いふ，…」「ふあ，ふい，…」「あふあ，いふい，…」） ・語頭，語尾，語中の順で実施
4歳6ヵ月		/h/単音節・無意味音節・単語・短文	・呼気が口腔から出ていることを触覚（温かい呼気）や視覚（鏡や窓の曇り）で確認する ・喉に力みがあるときは子音，母音を伸ばしながら行う
4歳7ヵ月		/p/ 単音 単音節 無意味音節・単語・短文	・触覚的（冷たい呼気），視覚的（紙片の動き）に確認する ・/Φ:/と持続して発している途中で両口唇を指でつまみ指を離す（/Φ:pΦ:/） ・/pΦ:/に後続母音/u:/を伸ばしてつける（/pΦ:u/→/pu/） ・/pu//pa//pe//po//pi/の順で行う ・二重構音にならないよう注意する
4歳9ヵ月		/ga/ 単音 単音節	・通鼻音の/ŋ/から開始する ・口を閉じた状態で「んー」→口を開けた状態で「んー」と言う ・/ŋa/から開始し，口を開けた状態で「んー」と伸ばしたまま/a:/と声を出す

		無意味音節・単語・短文	・喉に力が入らず，奥舌が挙上し軟口蓋に接していることを鏡で確認する ・口を開けすぎず，舌尖を動かさないよう注意する ・下顎が動くときは舌だけが動くよう下顎を押さえる
4歳11ヵ月		/k/単音・単音節・無意味音節・単語・短文	・/ka/から開始し，奥舌の挙上を保ちながら/ga/（が）をささやき声で伸ばして発声する ・単音節で声門で破裂音になるときは，/k/と/a/の間に/h/を入れて/kha:/とする
5歳0ヵ月	構音訓練	/t/単音・単音節・無意味音節・単語・短文	・舌尖を上歯の裏にあてて，ティッシュに向かって優しく唾を飛ばす ・声門破裂音になるとき： /to/：/t/の後に摩擦音/Φu/をつける /ta//te/：摩擦音/ha://he:/をつける
5歳1ヵ月		/s/単音・単音節・無意味音節・単語・短文	・/ts/が可能なので，聴覚刺激を与える ・/ts:/と/s/の部分を伸ばし，/t/は言わず/s/の音をを徐々に大きくしていく
5歳3ヵ月		音読・歌唱	・童謡の歌詞（例：かえるのがっしょう）の音読 ・誤り音に印をつけて意識づけを行う かえるのうたが　きこえてくるよ　くわくわくわくわ　けけけけけけ…… ・歌詞を見ながらの歌唱→歌唱のみ
		会話	・絵本の音読後，内容説明や質問に答える ・園での様子や日常生活の様子を話す ・音声を録音し，誤りの修正を行う

注）単音節：1音→連続，ゆっくり→普通の速さ
　　無意味音節：目標音の前後に母音をつける（①母音＋目標音，②目標音＋母音，③母音＋目標音＋母音）
　　単語の目標音：①語頭，②語尾，③語中の順で文字と絵カードを併用する

5．再評価と方針（5歳5ヵ月時）

1）鼻咽腔閉鎖機能

軽度の開鼻声があり，ソフトブローイング検査では，持続7秒で両側より呼気鼻漏出（鼻息鏡：1）がみられた。側方頭部X線規格写真では，2mmの空隙がみられた。鼻咽腔ファイバースコープでは，軟口蓋・咽頭側壁の動きはあるが，完全に閉鎖していない。

2）構　　音

単語，文章レベルは可能だが，会話になると訓練場面では意識しており，構音操作は可能。日常会話では早口で話すため，浮動的に声門破裂音がみられた。会話明瞭度は2（時々わからないことばがある）程度。

３）方　　針

　PLP装着による訓練を行った結果，軟口蓋の動きは改善してきたが，鼻咽腔閉鎖機能は完全に閉鎖できていない。会話において正常構音が獲得できておらず，保護者の希望が強く，二次手術（咽頭弁形成術）を５歳８ヵ月時に行うこととした。

６．二次手術後の経過

- ・５歳10ヵ月（術後２ヵ月）：開鼻声はほとんどみられないが会話時に声門破裂音が浮動的にみられた。
- ・５歳11ヵ月（術後３ヵ月）：開鼻声は消失，訓練（２週間に１回の頻度）を再開し，会話での練習を行った。
- ・６歳２ヵ月（術後６ヵ月）：術後５回の訓練を行い，会話において正常構音を獲得したため，３ヵ月ごとの経過観察を行った。
- ・６歳８ヵ月（術後１年）：問題はみられなかったため，構音訓練開始２年３ヵ月後で終了となった。

７．ま　と　め

　言語発達は順調で発話の増大に伴い，２歳から開鼻声と声門破裂音が認められ，鼻咽腔閉鎖機能の賦活化を行ったが４歳過ぎまで改善しなかった。鼻咽腔閉鎖機能不全（軟口蓋の動き不良）のためPLPを４歳より装着し，鼻咽腔閉鎖機能の賦活化・系統的構音訓練を１年５ヵ月（34回）行った。PLPにより軟口蓋の動きは賦活化され正常構音が獲得され，文レベルまでは改善したが会話で困難を示した。会話での改善のため，咽頭弁形成術を５歳８ヵ月時に行い，鼻咽腔閉鎖機能は良好となった。二次手術後６ヵ月（６歳２ヵ月）には会話レベルで正常構音を獲得した。

Ⅲ　両側唇顎口蓋裂の症例―口蓋化構音

１．症例の概要

〈対象児〉　両側唇顎口蓋裂，５歳０ヵ月，男児

〈主　訴〉　母親より：ことばが聞き取りにくい。

〈現病歴〉　生後16日より形成外科にて両側唇顎口蓋裂の加療および言語管理を開始した。口唇形成術は生後４ヵ月，口蓋形成術（push back法）を１歳６ヵ月時に行い，術後の経過は良好であった。

〈既往歴〉　１歳３ヵ月時に滲出性中耳炎（左耳）に罹患。

〈耳鼻咽喉科所見〉　鼓膜所見・聴力とも異常なし。

〈発達歴〉　周産期には異常はなく，生下時体重は約3,100ｇであった。定頸４ヵ月，始歩11ヵ月，始語１歳，二語文２歳２ヵ月で，全般的な発達は年齢相応であった。

〈**教育歴**〉　4歳代から幼稚園に通園。

〈**家族構成**〉　父親，母親，弟との4人家族。

2．評　　価

1）聴力検査結果（4歳6ヵ月時）

遊戯聴力検査で左右10dBで正常範囲にあった。

2）言語検査結果（5歳0ヵ月時）

(1)　絵画語い発達検査（PVT-R）

・生活年齢：5歳0ヵ月

・語彙年齢：5歳3ヵ月　評価点：11（平均）

(2)　田研式言語発達診断検査（語い検査）

・生活年齢：5歳0ヵ月

・語彙年齢：5歳0ヵ月　語彙指数：100

3）構音訓練開始時の構音の様子（5歳0ヵ月時）

(1)　構音器官の形態と機能

軟口蓋の長さ・動きは正常であったが，上顎歯列弓の前方の狭窄（上あごの歯列の横幅が狭くなり前歯が押し出された状態），前歯部反対咬合（上下の歯をかみ合わせたときに，下の歯が上の歯より前に出ている状態）を認めた。舌運動の突出は可能だが，左右運動と挙上運動は困難で，緊張が高く挺舌時に舌が棒状になっていた。

(2)　鼻咽腔閉鎖機能

開鼻声や呼気鼻漏出による歪みは認められなかった。また，ブローイング検査では，ソフトブローイング・ハードブローイングとも呼気鼻漏出はなく，10秒の持続が可能であった。

(3)　構音検査

新版 構音検査（単語検査，音節検査，文章検査，会話）において，/t/，/d/，/s/，/ts/，/dz/，/n/，/r/で口蓋化構音を認めた。

構音類似運動検査は，上下顎前歯から舌を平らにすることは困難で，舌圧子で舌を触ると平らにすることは可能であった。狭めや呼気流出，破裂，舌尖の挙上は困難であった。

3．全体像の整理と訓練方針

口蓋形成術後（1歳8ヵ月）より言語発達・鼻咽腔閉鎖機能について4ヵ月ごとの言語管理（家族支援）を行った。聴力，言語発達，鼻咽腔閉鎖機能は良好であったが構音障害が認められた。誤り音は，歯茎音/t/，/d/，/s/，/ts/，/dz/，/n/，/r/が口蓋化構音となっており，いずれも被刺激性は認められなかった。構音時に舌尖が使われず，舌に力が入っているため，まず舌運動訓練から行い，系統的構音訓練を実施した。また，「舌の脱力」ができた状態で上顎前歯と舌の間から息を出す歯間音/θ/

で，破擦音，破裂音，弾音の順位に進めていくこととした。

　　訓練は1週間に1回，母子同伴で30分行い，家庭での練習（5〜10分）を毎日行ってもらうよう指導した。

4．訓 練 経 過

　　訓練経過を以下の表に示す。

年　齢	課　題		誘導方法など
1歳8ヵ月	家族指導	・口腔からの呼気流出 ・言語発達促進	・吹く遊び（紙片・ラッパ・ハーモニカ）や熱い食べ物を吹くなど，口腔から呼気を導く ・ことばがけの方法を提示し，遊びの中で語彙を増やして発語を増大させる
5歳0ヵ月 5歳1ヵ月	舌運動訓練	・舌の脱力	①舌を出す 　「口蓋垂が見えるよう」指示し舌を前に出す ②舌を平らにする 　力が入ると舌圧子でさわる。または，①に戻り，奥舌を平らにし舌を横に広げることを繰り返し行う ③舌をお皿の形にする 　舌中央部に水を垂らして舌中央部がへこんで，水がなくても舌中央部がへこんだ状態を維持する
		・舌尖のコントロール	・舌に力が入っていないことを確認しながら上下左右とランダムに動かす
5歳2ヵ月	構音訓練	・/θ/ 単音	・舌縁を左右の口角につけ，舌中央に溝のある状態で舌尖からやさしく息を出す ・触覚（冷たい呼気）で確認する ・力を入れないこと，口唇をすぼめず舌中央に溝のある状態を確認する ・舌に力が入るときはストローを使用し，徐々にストローを手前に引く
		・/θu/ 単音節 無意味音節 単語	・舌と歯の間から呼気が出ていること，舌が後退しないよう鏡を使って確認する ・単音節→単音節の連続，ゆっくり→普通の速さに調整 ・/θu/の前後に母音をつける（母音＋/θu/，/θu/＋母音，母音＋/θu/＋母音の組み合わせ） ・絵カード（ひらがな併用）を使用し，目標音に○をして復唱，呼称の順で行う ・聴覚的・視覚的に確認（言語化して説明）する
5歳3ヵ月		その他の/θ/行音	・/θa//θe//θo/の順で手続きは/θu/と同様に行う
		/θ/行音の短文	・二〜三語文の復唱から自発の順で実施 ・誤りの弁別ができていなかったときは正音を提示し，復唱を行う
5歳5ヵ月		/n/単音節・無意味音節・単語・短文	・/θ/の構えで「んー」と伸ばし，ゆっくり口を開いて/a/を続け，「な」を誘導

			・徐々に舌を引こめるが，舌は少し出した状態でも可能とする ・/a//e//o//u/の順で実施
	構音訓練	/t/単音節・無意味音節・単語・短文	・/θ/の構えで行う ・舌に力が入っていないことを確認しながら，連続して開閉運動を行い徐々に声を出す ・/a//e//o/の順で実施
5歳7ヵ月		/ts/単音節・無意味音節・単語・短文	・/θ/の構えでやさしく唾をとばすよう指示する ・舌に力が入っていないことを確認する
5歳8ヵ月		/ɾ/単音節・無意味音節・単語・短文	・/a//e//o/の順で実施 ・舌尖を上歯茎部の後ろに当てて下ろす運動を行い母音をつける ・舌に力が入っていないことを確認する
5歳9ヵ月		音読・歌唱	・童謡の歌詞（例：うさぎのだんす）の音読 ・誤り音に印をつけて意識づけを行う ・歌詞を見ながらの歌唱→歌唱のみの順に実施する
5歳11ヵ月		会話	・絵本の音読後，内容説明・質問に答える ・園での様子や日常生活の様子を話す ・音声を録音し，誤りの修正を行う

注）単音節：1音→連続，ゆっくり→普通の速さ
　　無意味音節：目標音の前後に母音をつける（①母音＋目標音，②目標音＋母音，③母音＋目標音＋母音）
　　単語の目標音：①語頭，②語尾，③語中の順で文字と絵カードを併用する
　　短文：練習した単語を使って二～三語文で実施

5. ま と め

　口蓋化構音に対して，舌運動訓練を2ヵ月，系統的構音訓練を約10ヵ月実施した。
　舌の脱力に時間がかかったが，系統的構音訓練では文字の習得が速く，文字を媒介に意識して操作ができるようになり，短文までの獲得は順調に進んでいった。しかし，文章レベルになると音読は可能だが浮動的に誤りがみられ定着に時間がかかった。また，音読練習時には舌が下歯列まで後退してきたので，上下の歯を閉じるよう指示すると容易にできるようになった。聴覚的に誤り音に気づくようになると自己修正が可能となり，会話でも注意して話すことができるようになった。6ヵ月の経過観察後，検査場面では正常構音となっており，生活場面でも特に問題はなかった。

IV　左唇顎口蓋裂の症例
―咽（喉）頭破裂音・摩擦音

1. 症例の概要（訓練開始時：6歳1ヵ月，男児）

〈主　訴〉　両親より：時々聞き取りにくいことばがある。

〈診断名〉　口蓋裂術後構音障害（左唇顎口蓋裂^{ひだりしんがくこうがいれつ}）

〈現病歴〉　生下時左唇顎口蓋裂を認め，A病院形成外科で，生後4ヵ月時に口唇形成術（ミラード法），1歳1ヵ月時に口蓋形成術（Furlow法）を受けた。その後，同病院耳鼻咽喉科での鼻咽腔ファイバースコープ検査では，母音，子音の発話時とも軟口蓋の挙上が不十分で，咽頭側壁の動きも弱く，鼻咽腔閉鎖部分にわずかな空隙があった。構音の発達は，1歳半頃から［p,b］の出現があり，その後［t,d,h,ɸ,w,j］など出現したが，時々聞き取りにくい音があり保護者は心配していた。他院耳鼻咽喉科のSTによる定期的な評価で/k,g,s/に誤り音があることを指摘され，訓練目的で当科を紹介された。

〈既往歴〉　2～3歳時に両側の滲出性中耳炎があり，鼓膜切開を受けた。訓練開始前の6歳0ヵ月の耳鼻咽喉科所見では，両側の鼓膜に問題はなかった。

〈発達歴〉　周産期は特記事項なく，在胎38週，生下時体重約3,000g，帝王切開で出生した。定頸4ヵ月，座位7ヵ月，始歩11ヵ月，始語1歳4ヵ月，二語文表出2歳2ヵ月であった。

〈教育歴〉　1歳から保育園に通園。

〈家族構成〉　父親，母親，姉との4人家族。

2．評価（訓練開始前：6歳0ヵ月時）

1）構　　　音

　カ行，ガ行は咽頭破裂音，サ行は咽頭摩擦音が観察された。誤りの起こり方，誤り方に一貫性があった。

2）発声発語器官

　口唇は安静時に非対称性が観察されたが，突き出し，横引きに影響はなかった。咬合は正常であった。舌の運動は挺舌，左右口角をなめる，上下口唇をなめる，のいずれも問題なくできた。鼻咽腔閉鎖機能は日本コミュニケーション障害学会口蓋裂言語検査に沿って評価した。視診で軟口蓋の長さがやや短く，/a/発声時の軟口蓋，咽頭側壁の動きもやや不良であった。開鼻声は/a/発声時に軽度あり，/i/発声時には/a/発声時よりも明らかであったものの，鼻息鏡で呼気の鼻漏出を測定すると2cm未満で，軽度であった。呼気鼻漏出による子音の歪みが/p,b,t,d/で観察された。飲食物の鼻漏出はないが，ソフトブローイング時の呼気鼻漏出が鼻息鏡で両側1目盛観察された。これらの結果は，耳鼻咽喉科で実施した鼻咽腔内視鏡検査の結果と矛盾せず，総合的に鼻咽腔閉鎖機能は軽度不全と判定した。

3）言 語 発 達

　日常的な質問に対する応答は年齢相応であった。絵画語い発達検査では語彙年齢5歳9ヵ月，評価点9，また助詞を用いた多語文を話しており，理解・表出とも明らかな問題はないと考えた。平仮名の清音はほとんど読め，自分の名前は書くことができた。

4）聴　　力

6歳0ヵ月の評価時の遊戯聴力検査にて，左右とも正常範囲であった。

3．全体像の整理と訓練方針

　左唇顎口蓋裂の6歳0ヵ月の男児。1歳1ヵ月時に口蓋形成術を受けたが，術後の鼻咽腔閉鎖機能は軽度不全と判定された。構音は6歳0ヵ月時にはカ行，ガ行に咽頭破裂音，サ行に咽頭摩擦音が音節から会話まで一貫して観察された。滲出性中耳炎の既往があったが6歳0ヵ月時の聴力は正常範囲で，言語発達は年齢相応であった。

　咽頭破裂音・摩擦音は鼻咽腔閉鎖機能不全と関連が深い特異な構音操作の誤りであり，本例の鼻咽腔閉鎖機能は軽度不全であったことから，鼻咽腔閉鎖機能不全に対する治療について検討した。しかし，軽度不全であれば構音訓練による構音の改善の可能性も考えられるため，まず，系統的構音訓練を行うこととした。

　咽頭破裂音・摩擦音は舌根部が後方に引かれ咽頭後壁との間で閉鎖や狭めがつくられて産生される[7]。そこで訓練方針として，舌が後方に引かれない状態をつくり，正しい構音位置を獲得することを目指した。最初の訓練音はサ行を選択した。これは，歯間音で産生することで，カ行，ガ行よりも舌の動きが視覚的に捉えやすい，舌が後方に引かれない様子がよりわかりやすい，という点から歯間音で最初に練習した。

4．訓　練　経　過

　訓練の期間と回数は，訓練は基本的には週1回，40分，保護者も同席で行った。1回の訓練ごとに保護者にその日行った訓練の目的と達成基準を説明し，達成された動作等の維持と定着のために，訓練で行った内容と同じ家庭練習課題を示し，家庭でも同様に実施してもらうように協力を求めた。定期的な訓練は40回（10ヵ月）行った。

　具体的な訓練方法と留意点を以下の表に示す。

	訓練回数	訓練の順序	目　的	経過とSTの留意点
サ行の産生	1	単音[θ]の産生	舌を後退させず，本来の構音位置へ移す	舌を平らな形にして，歯列より前方の下口唇に触れるくらいに出し，上歯との間で狭めをつくる。口形や舌を動かさずに呼気を正中より出す 〈STの留意点〉 舌を後方に引かず安定した構えができているか，呼気を出した際に舌が後方に引かれないか注意した 鏡を用いて視覚的なフィードバックを加えながら行った
	2	単音節／ス／の産生	音節をつくる	歯間音の後に呼気が途切れないようにしながらゆっくりと舌出し母音／ウ／をつけた 〈STの留意点〉 歯間音の構えから口形を大きく変えずにすむ舌出し母音／ウ／を後続させた。子音部の歯間音と母音がばらばらにならないように呼気を持続させて滑らかなモデル（音声＋口形）を示した

サ行の産生				練習ノートには 𝖴 のマークを書き，歯間音がイメージしやすいようにして練習した
	3	/ス/の無意味音節	前後に他の音をつけても舌を後退させない	①歯間音/ス/の後に母音/ア，イ，ウ，エ，オ/をつけた ②歯間音/ス/の前に母音/ア，イ，ウ，エ，オ/をつけた ③歯間音の前後に母音/ア，イ，ウ，エ，オ/をつけた 〈STの留意点〉 歯間音/ス/の前後の母音が舌出しのままでも可とし，舌が後退しないように注意した 練習ノートには「す」と記載すると咽頭摩擦音を誘発するため，単音節と同様に 𝖴 のマークにした
	4〜5	/ス/を含む単語	単語を正しく言う練習	日常生活でよく使う単語20〜30語を練習した ①/ス/が語頭にくる単語 　（スープ，すっぱい，すべりだい，など） ②/ス/が語尾にくる単語 　（いす，アイス，カレーライス，など） ③/ス/が語中にくる単語 　（るすばん，やすみ，おむすび，など） 〈STの留意点〉 他の誤り音が前後にこないように配慮した。また，母音が無声化しないよう，前後に無声子音がこない単語を選んだ 歯間音のまま行い，舌が後退しないように初めはゆっくり行った。さらに音節ごとに区切って話さないように，滑らかに自然な抑揚をつけて行った 練習ノートへの表記は「す」と平仮名で示し，練習音が本来の/ス/であると認識させながら行った まずSTが単語を音声提示し，児に練習音の語内位置を同定させながら産生訓練に入った
	6〜15			後続母音を変え，/サ，セ，ソ/をつくり，最後に/シ/をつくった 各段階の留意点は/ス/と同様に行った 各音節が単語の段階まで進んだら次の音節をつくり，それと並行して，つくった音節は単語練習を繰り返した。通常の速さで言えるようになると，2回連続で言う，「○○と△△」のように二つの単語を続けて言う課題を練習した。誤ったときは「今の音はどうだった？」と児に産生した音に対する傾聴と判断を求め，自己モニタリングを促した /シ/をつくるのと並行して，ガ行の産生に入った
	16	サ行を含む短文	サ行の音が入った短文の練習をする	練習した単語を含む二語文，三語文をつくり，練習した。徐々に四語文以上にした 〈STの留意点〉 舌を歯列内に収めると舌が後退する様子が観察されたため，歯間音のまま行った STのモデルは歯間音ではない本来の目標音で示し，児が誤り音になったときは歯間音で示した 次の音をつくりながら，短文の練習は継続した 児が言った後に「今の音はどうだった？　うまく言えたと思う？」と尋ね，自分の発話に対する正誤の判断を求めた

ガ行の産生	17	単音[ŋ]の産生	舌を後退させず，本来の構音位置へ移す	口を開けた状態で[ŋ:]を産生する 〈STの留意点〉 舌背が挙上して口蓋に接しているのを確認した
		単音節[ŋa]の産生	音節をつくる	[ŋ:a:]と後続母音をつけた 〈STの留意点〉 舌背を挙上させ口蓋に接するように，初めは[ŋ:]と子音部を延ばし，徐々に[ŋa]に誘導した。練習ノートには[ŋa]と記載し，舌背の挙上を意識させるマークとした。モデルは音声＋口形で示した
		[ŋa]の無意味音節	前後に他の音をつけても舌を後退させずに，本来の構音位置で子音を産生する	[s]の無意味音節と同様に，[ŋa]の前後に母音をつけた 〈STの留意点〉 舌背の挙上を確認しながら行った 単音節と同様に，練習ノートには[ŋa]と記載した
	18	/ガ/を含む単語	単語を正しく言う練習	日常生活でよく使う単語20〜30語を練習した ①/ガ/が語頭にくる単語 　（ガム，がようし，ガードレール，など） ②/ガ/が語尾にくる単語 　（えいが，マンガ，ハンバーガー，など） ③/ガ/が語中にくる単語 　（おがわ，じゃがいも，とうがらし，など） 〈STの留意点〉 通鼻音[ŋa]のまま練習を進めた。STのモデルも[ŋa]で行った。舌が後方に引かれずに，舌背が挙上していることを確認しながら実施した 練習ノートの表記は「が」と平仮名で示し，練習音は/ガ/と認識させながら行った STが単語を音声提示し，児に練習音の語内位置を同定させながら産生訓練を行った
	19〜25	後続母音を変え，[ŋo]，[ŋe]，[ŋu]，[ŋi]をつくった 各段階の留意点は[ŋa]と同様に行った 各音節が単語の段階まで進んだら次の音節をつくり，それと並行して，つくった音節は単語練習を繰り返した。通常の速さで言えるようになったら，2回連続で言う，「○○と△△」のように二つの単語を続けて言う課題を練習した。誤ったときは「今の音はどうだった？」と児に産生した音に対する傾聴と判断を求め，自己モニタリングを促した いずれも舌が後方に引かれずに，舌背が挙上できていることを確認しながら行った		
サ行、ガ行の産生	26	訓練音を含む短文	訓練音の音が入った短文の練習をする	練習した単語を含む二語文，三語文をつくり，練習した。徐々に四語文以上にした 〈STの留意点〉 サ行は歯間音，ガ行は通鼻音[ŋ]のまま行った STのモデルは本来の正しい音にし，ゆっくりから徐々に速くし，通常の速さで練習した

カ行の産生	27	単音[k]の産生	舌を後退させず，本来の構音位置へ移す	[ŋa]をささやき声で言わせ，無声化した[ŋa]を誘導し[kå]を産生した 〈STの留意点〉 舌が後方に引かれずに，舌背が挙上していることを確認しながら実施した。[ŋaː]と伸ばして行うと次第に舌が後退するので，伸ばさないように注意した
		単音節/カ/の産生	音節をつくる	母音/ア/を有声で後続させて/カ/をつくった
		/カ/の無意味音節	前後に他の音をつけても舌を後退させずに，本来の構音位置で子音を産生する	/カ/の前後に母音をつけた 〈STの留意点〉 練習ノートには"ka"と示し，舌背の挙上を確認しながら行った
		/カ/を含む単語	単語を正しく言う練習	日常生活でよく使う単語20～30語を練習した ①/カ/が語頭にくる単語 　　（かば，かぼちゃ，カブトムシ，など） ②/カ/が語尾にくる単語 　　（あか，はだか，ダンプカー，など） ③/カ/が語中にくる単語 　　（おかず，ハンカチ，うんどうかい，など） 〈STの留意点〉 舌背の挙上を確認しながら行い，誤り音の場合は「ベロの奥は天井にくっついてるかな」とSTの口形を見せながら修正した 練習ノートの表記は「か」と平仮名で示し，練習音は/カ/と認識させながら行った STが単語を音声提示し，児に練習音の語内位置を同定させながら産生訓練を行った
	28〜30	後続母音を変え，/コ，ケ，ク，キ/をつくった 各段階の留意点は/ka/と同様に行った。いずれも舌が後方に引かれずに，舌背が挙上できていることを確認しながら行った 具体的な進め方や自己モニタリングの促しは，[ŋ]と同様に行った		
すべての音の産生	31〜33	訓練音を含む短文	すべての訓練音が入った短文の練習をする	練習した単語を含む二語文，三語文をつくり，練習した。徐々に四語文以上にした 〈STの留意点〉 サ行は舌を歯列内に収めて練習した。誤ったときは舌を歯列から見える程度に出させた STのモデルは正しい音にし，ゆっくりから徐々に通常の速さで自然に言えるように練習した
	34〜37	系列語，文章，歌	種々の音が組み合わさっている系列語や文章，歌ですべての訓練音を正しく言えるようにする	1～10に「回，歳」などの助数詞をつけて数えた 絵本や保育園で習った歌，行事の歌を練習した 〈STの留意点〉 舌は歯列内に収め，STのモデルも本来の正しい音にした。誤ったときは「今のはどうだった？」と児に産生した音に対する判断を求め，自己モニタリングを促した

すべての音の産生	38〜40	会話	日常会話で練習した正しい音が使えるようにする	話題を決め短い時間から始め，徐々に気をつける時間を長くした。最終的には訓練場面ではその時間中，家庭では1日中でも気をつけて言えるようにした 〈STの留意点〉 正しい音で言えたときはほめ，誤ったときは聞き返したり，「上手なほうで言って」と正しい音を促した。それでも難しい場合は正しい音を強調して聞かせ，復唱を促した

（引用文献7）をもとに作成，追記した。また，経過における課題は引用文献8）をもとに作成，追記した）

　本児の反応は，サ行の改善では，最初の／ス／の産生で舌が後退し咽頭摩擦音に戻ることが多く，各段階を1回ずつ進め，時間がかかった。／ス／以降は各音節が単語レベルの練習までに2〜3回と，徐々に少ない訓練回数でも正しい構音の産生が安定するようになった。

　ガ行では安定が早く，サ行よりも短い時間で短文レベルまでできた。STのモデルが通鼻音［ŋ］ではなく［g］に近い音のモデルになると舌が後退して咽頭破裂音に戻ることがあった。

　［k］は［g］で舌背を挙上させることが安定しており，比較的短時間で獲得することができた。

　いずれの訓練音においても単語以上の段階では，「今の音はどうだった？」と繰り返し尋ね，自分の発話に対する傾聴と音の正誤を判断できるように促した。

5. ま と め

　本症例は左唇顎口蓋裂があり，口蓋形成術後の鼻咽腔閉鎖機能は軽度不全，構音はカ行，ガ行に咽頭破裂音，サ行に咽頭摩擦音が音節から会話まで一貫して観察された。訓練開始前の評価時に軽度の鼻咽腔閉鎖機能不全があったが，軽度不全のため構音訓練によって構音の改善が期待できると考え，まずは構音訓練を行った。2〜3ヵ月構音訓練を行って変化がなければ，鼻咽腔閉鎖機能不全に対する外科的治療や補綴などを考えなければいけなかったが，本症例は構音の改善が得られたためそのまま構音訓練を継続した。

　構音訓練では，構音時に舌を後退させて舌根と咽頭後壁で狭めや閉鎖をつくって構音するのをやめさせ，正しい構音位置を獲得させることが目標となった。サ行は歯間音から，カ行，ガ行は通鼻音の［ŋ］から誘導し，30回ですべての訓練音が単語から短文レベルまで正しく産生できるようになった。31回目からはすべての訓練音を日常会話でも安定して正しく産生できることを目標に訓練を行った。週1回の定期的な訓練は40回で終了し，経過観察に移行した。6ヵ月後まで経過観察を行ったが誤り音が出現することはなかったため，経過観察も終了とした。

V　硬軟口蓋裂の症例―鼻咽腔構音

1．症例の概要（訓練開始時：4歳9ヵ月，女児）

〈**主　訴**〉　母親より：時々聞き取れない発音がある。鼻に抜ける感じで話す。

〈**診断名**〉　口蓋裂術後構音障害（硬軟口蓋裂）

〈**現病歴**〉　生下時硬軟口蓋裂を認め，生後11ヵ月時にA病院形成外科にて口蓋形成術（Furlow法）を受けた。1歳2ヵ月頃に発話中［p,b］が出現，その後，同病院耳鼻咽喉科で鼻咽腔内視鏡検査によって良好な鼻咽腔閉鎖機能が確認された。鼻咽腔構音が4歳後半でなお残存したため，訓練目的で自宅近隣の当院を紹介され来院した。

〈**既往歴**〉　2歳時に滲出性中耳炎に罹患，当時の聴力検査COR（条件詮索反応聴力検査）で低音域が30～40 dBHL（hearing level）と閾値の上昇を認めた。

〈**発達歴**〉　妊娠中，周産期に特記事項なし。在胎：38週，生下時体重：約3,300 g，定頸：3ヵ月，座位：7ヵ月，始歩：1歳，始語：1歳3ヵ月，二語文：2歳。

〈**教育歴**〉　4歳より幼稚園に入園。

〈**家族構成**〉　父親，母親との3人家族。

2．評価（訓練開始前：4歳8ヵ月時）

1）構　　音

ウ列音すべてに，音節から会話まで一貫して鼻咽腔構音を認め，会話明瞭度2（時々わからないことばがある）程度と低下，担任の名，園名などは伝わらなかった。

2）発声発語器官

開鼻声や呼気鼻漏出による子音の歪み，ブローイング時の呼気鼻漏出を認めず，鼻咽腔閉鎖機能は良好。咬合，歯列に問題なく，口唇の横引きと突出，舌の挺出，左右口角や上下口唇をなめる動きにも明らかな問題を認めなかった。

3）言 語 発 達

質問-応答関係検査の日常的質問は年齢相応，発話は多語文で助詞の使用がみられ，大きな遅れはないと判断された。モーラ分解・抽出も可能であった。

4）聴　　力

遊戯聴力検査にて両側とも正常範囲であった。

3．全体像の整理と訓練方針

硬軟口蓋裂に対し生後11ヵに口蓋形成術が行われ，鼻咽腔閉鎖機能は改善した。しかし，ウ列音に鼻咽腔構音が音節レベルから会話まで一貫して認められ，会話明瞭度が低下していた。滲出性中耳炎の既往はあるが評価時に難聴はなく，言語発達も良

好であることから，系統的構音訓練による改善の必要性と可能性が明らかであった。

訓練方針として，母音/ウ/の改善をまず図り，その後，他のウ列音への般化を促すのが最も効率的と考えた。/ウ/の改善のために，歯列から舌をわずかに出した「舌出し母音」を誘導して，鼻咽腔構音を発する際に口腔内をふさいでいた舌を口蓋から離すことを最初の目標とした。

4. 訓 練 経 過

1）訓練の期間と回数

訓練は基本的には週1回，40分，保護者も同席で行った。1回の訓練ごとに保護者にその日行った訓練の目的と達成基準を説明し，達成された動作等の維持と定着のために訓練で行った内容と同じ家庭練習課題を示し，家庭でも1回10分程度，1日に最低1回は練習時間を設けるように協力を求めた。定期的な訓練は20回（5ヵ月）行った。

2）ウ列音の産生

まず母音/ウ/の鼻咽腔構音を解消し，その後子音成分を組み合わせて他のウ列音の改善を図ることとした。

系統的構音訓練の段階とその反応，実施の際に留意した点を以下の表に示す。

	訓練回数	訓練の順序	目　的	経過と対象児の反応，STの留意点
/ウ/の産生	1	単音/ウ/の産生	/ウ/産生時に口腔から呼気を出す	歯列から舌をわずかに出した舌出しの構えで/ウ/に近い音を産生させた 〈対象児の反応〉 STのモデルの舌出しが不十分な場合は，鼻咽腔構音が観察された 〈STの留意点〉 舌出し母音/ウ/のモデル（音声＋口形）を示し，口腔から呼気が出ていることを確認しながら促した
	2	/ウ/の無意味音節	前後に他の音をつけても口腔から呼気を出す	①/ウ/の後に母音/ア，イ，ウ，エ，オ/をつけた ②/ウ/の前に母音/ア，イ，ウ，エ，オ/をつけた ③/ウ/の前後に母音/ア，イ，ウ，エ，オ/をつけた 〈対象児の反応〉 ややゆっくりはできたが，通常の速さにすると時々誤り音になった 繰り返し練習すると通常の速さでもできるようになった 〈STの留意点〉 口腔から呼気を出せているか確認した モデルは舌出し母音のまま行った 練習ノートには「う」と記載すると鼻咽腔構音を誘発するため"u"と記載し，鼻咽腔構音ではなく舌出し母音であることを意識させて行った

/ウ/の産生	3	/ウ/を含む単語	単語を正しく言う練習	日常生活でよく使う単語20～30語を練習した ①/ウ/が語頭にくる単語 　（うた，うどん，うんどうかい，など） ②/ウ/が語尾にくる単語 　（あらう，もらう，はなしあう，など） ③/ウ/が語中にくる単語 　（たけうま，こもりうた，ミッキーマウス，など） 〈対象児の反応〉 初めはゆっくり，徐々に通常の速さでもできるようになった 〈STの留意点〉 単語の段階の初めは，前後にウ列音を含まないように配慮した。ゆっくりから始めて，通常の速さ，やや速くても言えるまで練習した 練習ノートの表記は平仮名「う」を使い，「う」を言うときに練習中の舌出し母音を言うように促した STが単語を聴覚提示し，児に練習音の語内位置を同定させながら産生訓練に入った 通常の速さで言えるくらいになると，モデルの舌は歯列から少し見える程度にした 単語練習を続けながら，次の音の産生に移った
/ク/の産生	4	単音節/ク/の産生	産生時に呼気を口腔から出す	舌出しの構えで子音/k/に舌出し母音/ウ/を後続させるモデルを提示した 〈対象児の反応〉 STのモデルを聴いて模倣できた 〈STの留意点〉 子音部の/k/は習得ずみのため，舌出しの構えで子音/k/を発し呼気を持続させ，柔らかく/ウ/を後続させたモデル（音声＋口形）で，舌出し/ク/を誘導した。徐々に子音部と母音部を近づけ，単音節/ク/を誘導した。舌出し/ク/を練習ノートには"ku"と記載し，舌出しで産生する音と意識づけた
	5	/ク/の無意味音節	前後に他の音をつけても口腔から呼気を出す	目標音の前後に母音をつけた 〈対象児の反応〉 通常の速さでもできた 〈STの留意点〉 舌出し母音のまま行った。口腔から呼気が出ているか確認した。ゆっくりから始め，最後は通常の速さでも言えるようにした
		/ク/を含む単語	単語を正しく言う練習	日常生活でよく使う単語20～30語を練習した ①/ク/が語頭にくる単語 　（くま，くもり，クワガタなど） ②/ク/が語尾にくる単語 　（フォーク，えんそく，ろうそく，など） ③/ク/が語中にくる単語 　（まくら，さくらんぼ，オタマジャクシ，など）

				〈対象児の反応〉 ゆっくりでは誤りなく言えたが，通常の速さになると時々鼻咽腔構音が観察された 「マチガエタ」と自己修正する場面があった 〈STの留意点〉 ウ列音の音が入らないように，また，母音が無声化しないように前後の音環境に配慮した．ややゆっくりから始め，徐々に通常の速さでも言えるように練習した 舌出し母音になっていなくても，口腔から呼気が出ていることを確認しながら行った 練習ノートには平仮名「く」で単語を示し，練習音が本来の/ク/であると認識させながら行った まずSTが単語を音声提示し，児に練習音の語内位置を同定させながら産生訓練に入った 対象児が言った後に「今の音はうまく言えたと思う?」と自分の発話に対する傾聴を促し，児が産生した音の正誤の判断を求めた
/グ/の産生	6	単音節/グ/の産生	産生時に呼気を口腔から出す	聴覚刺激法で誘導した /グ/の音声を聴かせ，模倣させた 〈対象児の反応〉 音声模倣ができた 〈STの留意点〉 /グ/は/ク/の有声音で，構音操作は/ク/で獲得できているため，聴覚刺激法で誘導した
		/ウ，ク/と同様に，無意味音節，単語へと練習を進めた 単語までできた音節は単語練習を続けながら次の音節をつくった			
/ス/の産生	7	単音節/ス/の産生	産生時に呼気を口腔から出す	歯間音〔θ〕の後に舌出し母音/ウ/を続けて言い，音節をつくった 〈対象児の反応〉 ゆっくりだが音節の産生ができた 〈STの留意点〉 モデル（音声＋口形）を示し，口腔から呼気を出せているか確認した 本来の/ス/と認識すると誤り音が出現するため，練習ノートには"θɯ"と記載し，歯間音であることを意識させて行った
		/ス/の無意味音節	前後に他の音をつけても口腔から呼気を出す	目標音の前後に母音をつけた 〈対象児の反応〉 通常の速さでもできた 〈STの留意点〉 歯間音〔θ〕と舌出し母音/ウ/のまま実施した．口腔から呼気が出ているか確認しながら行った
		/ス/を含む単語	単語を正しく言う練習	日常生活でよく使う単語20〜30語を練習した ①/ス/が語頭にくる単語 　（すいか，すいようび，すべりだい，など） ②/ス/が語尾にくる単語 　（バス，ダンス，レタス，など）

			③/ス/が語中にくる単語 （やすみ，たべすぎ，わすれもの，など） 〈対象児の反応〉 通常の速さでもできた 〈STの留意点〉 ウ列音でまだ練習していない音は含まないようにした /ス/の後続に無声子音がくると母音は無声化するため，後続の子音は有声子音になるように配慮した 口腔から呼気が出ているか確認しながら行った 練習ノートの記載は平仮名で書き，/ス/と認識させながら行った。誤り音の場合に，STのモデルは歯間音にした 練習音の語内位置の同定や，自分の発話に対する正誤判断を促す働きかけは/ク/と同様に行った
			/ツ，ズ，ヌ，フ，ム，ル，プ，ブ/は般化がみられたため，各音節の練習はせず，短文の練習に入った
す べ て の 音 の 産 生	8 〜 10	ウ列音を含む短文	訓練音と関連するウ列音の音が入った短文の練習をする	練習した単語を含む二語文，三語文をつくり，練習した。徐々に四語文以上にした 〈対象児の反応〉 初めはゆっくり，徐々に通常の速さでもできるようになった 自己修正が観察された 舌出し母音ではなく，歯列内に舌を収めていえるようになってきた 〈STの留意点〉 口腔から呼気が出ているか確認しながら行った 対象児が言った後に「今の音はうまく言えたと思う？」と自分の発話に対する傾聴を促し，児が産生した音の正誤の判断を求めた
	11	系列語	訓練音と種々の音が入った系列語ですべてを正しく言えるように練習をする	1〜10まで順に数えた 1〜10に「粒，分」の助数詞をつけて数えた 〈対象児の反応〉 導入開始時はゆっくり行った。誤り音の場合はモデルを示すと正しく言えた。繰り返すと通常の速さで言えるようになった 〈STの留意点〉 誤り音のときは，聞き返す，「上手なので言って」と促す，それでも難しい場合はモデルを示すようにした。ゆっくりから始め，徐々に通常の速さでも言えるようにした
	12 〜 14	文章	訓練音と種々の音が入った文章ですべてを正しく言えるように練習をする	本児が好きな絵本を教材として取り上げた 〈対象児の反応〉 家庭学習が順調で，セリフや文章を覚えてくることができた 劇のようにすると通常の速さの発話になり，誤り音が増加した。その都度修正を求めると修正でき，徐々に自己修正が可能になった

すべての音の産生				
				〈STの留意点〉 復唱で実施後，家庭学習で覚えてきてもらい，次の回でセリフをSTと交互に言って練習した。自然な抑揚，速さで言えるまで実施した 誤り音になった場合は，「上手なので言って」と修正を促した
	15〜16	歌	訓練音と種々の音が入った歌ですべてを正しく言えるように練習をする	幼稚園で習った歌，アニメの主題歌など児の希望を聞きながら取り入れた 〈対象児の反応〉 メロディをつけると誤り音が増加した。ゆっくりした速さから，徐々に通常の速さにすると正しい音で歌えるようになった 〈STの留意点〉 最初は歌詞の復唱から始め，復唱で誤りがなくなるとメロディをつけて練習した。誤り音の場合は，系列語の段階と同様に修正を求めた
	17〜20	会話	日常の会話ですべての音を正しく言えるようにする	①絵カードや絵本の説明など，課題を決めて行った ②5分，10分，訓練時間すべて，と徐々に時間を伸ばした 家庭でも同様に行った 〈対象児の反応〉 誤り音の場合は，聞き返す，「上手なので」と修正を求めるとできるようになった 〈STの留意点〉 初めは「気をつけて話す練習の時間」と説明し，時間を区切って実施した。徐々に時間を延ばし，最終的には訓練中は気をつけて話せるようになった 家庭でも時間を決めて練習を行ってもらった

（引用文献7）をもとに作成，追記した。また，経過における課題は引用文献9）をもとに作成，追記した）

　　/ツ，ズ，ヌ，フ，ム，ル，プ，ブ/には般化がみられ，誤り音になった場合は聴覚刺激法で誘導すると正しい音が言えるようになった。そこで，これらの各音節の産生，無意味音節，単語の練習は取り上げずにすべての音を含んだ短文の練習に移った。

　　週1回の定期的な訓練は5ヵ月行い，その後は1ヵ月後，3ヵ月後，6ヵ月後に経過観察をした。誤り音が再び出現することはなかったため，6ヵ月後の定期観察ののち，終了とした。

5. ま と め

　　本症例は硬軟口蓋裂があり，口蓋形成術後の鼻咽腔閉鎖機能は良好であったが，ウ列音に構音の誤りが観察され，器質性構音障害と考えられた。

　　構音の誤りは特異な構音操作の誤りの一つである鼻咽腔構音であった。鼻咽腔構音は本来口腔から呼気が出るはずのイ列音，ウ列音，サ行音，ザ行音などの音が，舌全

体で口腔内を遮断し，鼻腔のみから呼気が出るためすべての音が／ン／に近い音に聴
取される。本症例は4歳9ヵ月の時点で誤り音が固定化し，発達の遅れなど他の問題
がなかったことから構音訓練の適応と考えられ，訓練を開始した。

　訓練では，まず，舌を口蓋から離して口腔正中に呼気の通路を確保するために舌出
し母音を導入した。舌出しの構えを保ったまま母音をつくり，次いで／ク，グ，ス／
の産生を誘導した。すると，それ以外のウ列音に般化がみられた。訓練開始後5ヵ月
で会話練習まで進み週1回の訓練は終了し，経過観察に移行した。6ヵ月後まで経過
をみたが誤り音が出現することはなかったため，経過観察も終了とした。

Ⅵ　両側唇顎口蓋裂の症例—側音化構音

1．症例の概要　（訓練開始時：4歳8ヵ月，男児）

〈主　訴〉　母親より：時々発音が不明瞭で聞き取れないことがある。

〈医学的診断名〉　口蓋裂術後構音障害（両側唇顎口蓋裂）

〈現病歴〉　A院形成外科で生後3ヵ月時に口唇形成術（三角弁法），1歳1ヵ月時に口
　蓋形成術（Furlow法）を施行した。STは耳鼻咽喉科医師とともに生後間もなくか
　ら聴力管理，言語管理を開始した。生後8ヵ月時のCOR（条件詮索反応聴力検査）
　では25～30dBHLと大きな問題はなかった。全般的な発達，言語発達とも遅れは
　なく，年齢相応であった。

〈既往歴〉　右耳の滲出性中耳炎（2歳6ヵ月）があったが，4歳8ヵ月時の耳鼻咽喉
　科の所見には問題がなかった。

〈発達歴〉　妊娠中母親の悪阻（つわり）がひどかった。周産期は特記事項なし。在胎
　39週，生下時体重2,900gで出生した。運動発達は定頸3ヵ月，座位7ヵ月，始歩
　11ヵ月，言語発達は始語1歳4ヵ月，二語文2歳1ヵ月であった。

〈教育歴〉　2歳より保育園に通園。

〈家族構成〉　父親，母親，弟との4人家族。

2．評価（訓練開始前：4歳7ヵ月時）

1）構　　音

　イ列音と／ケ，ゲ／に側音化構音を音節から会話まで一貫して認めた。イ列音の発
話時に，右口角を横に引く様子が観察された。会話明瞭度は2（時々わからないことば
がある）程度であった。

2）発声発語器官

　開鼻声，呼気の鼻漏出による子音の歪みを認めず，ブローイング時の呼気鼻漏出，
飲食物の鼻漏出もなかった。当院耳鼻咽喉科で鼻咽腔内視鏡検査を受け，軟口蓋の長
さや動き，咽頭側壁の動きも良好との所見であった。以上のことから，鼻咽腔閉鎖機

能は良好と判定された。歯列は下顎が少し前に出て，上下の前歯が同じ位置になる切端咬合であった。口唇はやや左右非対称だが口唇の閉鎖，横引き，突き出しなどの動きに問題はなかった。舌の動きでは突出と後退はできたが，左右口角をなめる際には舌が棒状になり，動きも拙劣であった。下口唇をなめることはできたが，上口唇をなめるときは下口唇で舌を持ち上げるような動きが観察され，運動が拙劣であった。

3）聴　　力

遊戯聴力検査にて左右とも正常範囲であった。

4）言　語　発　達

質問−応答関係検査の日常的質問は年齢相応，絵画語い発達検査（PVT-R）では，生活年齢4歳7ヵ月に対し語彙年齢4歳7ヵ月，評価点11であった。国リハ式〈S-S法〉言語発達遅滞検査では，受信・発信とも段階5-1（助詞）まで可能であった。音韻認識も語頭音，語尾音のモーラ抽出が可能で，言語発達に大きな問題はないと判断された。

3．全体像の整理と訓練方針

両側唇顎口蓋裂で3ヵ月時に口唇形成術，1歳1ヵ月時に口蓋形成術を受け，術後の鼻咽腔閉鎖機能良好と判定された。4歳7ヵ月の時点では音節から会話でイ列音と/ケ，ゲ/に側音化構音が一貫して観察された。経過中，滲出性中耳炎があったが訓練前の評価時には聴力に問題はなく，また言語発達も年齢相応であり，系統的構音訓練の適応と考えられた。

訓練方針として，舌の脱力で力の抜けた平らな舌をつくり，呼気が正中から出るように促すことを第一とした。特に本症例は舌の運動に拙劣さがあるため，舌の脱力を安定させることは，今後イ列音をつくっていくうえで重要であり，この部分は時間をかけて安定するまで行った。舌の脱力が十分にできるようになったのち，舌の脱力と同様の口形になる母音/イ/を舌出し母音のまま訓練し，続いてイ列音，その後/ケ，ゲ/の改善を促すこととした。

4．訓　練　経　過

1）訓練の期間と回数

訓練は基本的には週1回，40分，保護者も同席で行った。1回の訓練ごとに保護者にその日行った訓練の目的と達成基準を説明し，達成された動作等の維持と定着のために訓練で行った内容と同じ家庭練習課題を示し，家庭でも同様に実施してもらうように協力を求めた。定期的な訓練は30回（7.5ヵ月）行った。

2）舌の脱力（4歳8ヵ月時）

ポカンと軽く口を開け，舌を下口唇まで出す。このとき，舌は平らでふわりとした厚みのある舌で，舌縁が左右の口角についており[10]，舌背が盛り上がったり舌尖が尖ったり動くことはない状態を目指した（図3-2）。STはモデルを見せるとともに，

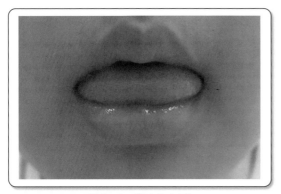

図3-2　脱力した舌
（保護者の同意を得て掲載。図3-3，3-4も同様）

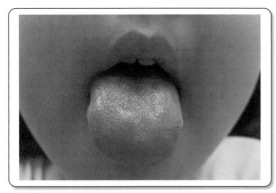

図3-3　出しすぎの舌

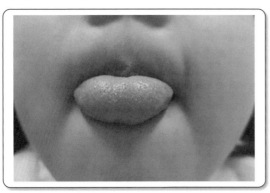

**図3-4　舌に力が入っている，さらに上口唇が
ついてしまった舌**

絵で舌の状態を示したり，鏡を一緒に見て脱力した舌の状態を確認したりして，「ホットケーキのようなふんわりとしたベロが上手なベロ」と伝え，「ホットケーキのベロ」を脱力した舌のシンボルとして絵で示した。

しかし，脱力した舌が安定するまでは出しすぎたり（図3-3），舌に力が入っている，さらに上口唇がついてしまう（図3-4）などが観察され，それぞれ「ベロをもう少し引っ込める」「お口をポカンと開けてベロを下の唇に触れるくらい出す」「上の唇で舌を押さえない」など指示を出した。

図3-2のような脱力した舌が一瞬できるだけでは母音や子音の産生には不十分なため，少なくとも数秒は安定させられるところまで練習を重ねた。

3）イ列音，/ケ，ゲ/の産生

訓練経過を次頁以下の表に示す。

各音節の練習が単語練習までできたところで，すべての訓練音を含む短文練習，その後文章・歌の練習，会話練習へと般化させた。

週1回の定期的な訓練は7.5ヵ月行い，その後は1ヵ月後，3ヵ月後，6ヵ月後に経過観察をした。誤り音が再び出現することはなかったため，終了とした。

	訓練回数	訓練の順序	目　的	経過と対象児の反応，STの留意点
舌の脱力	1〜2	舌の脱力	側音化構音時に口蓋に接している舌を口蓋から放し，舌の中央から呼気が出るようにする	本文（p.80〜）に示したとおり 〈対象児の反応〉 初めは舌の脱力が困難で波打った舌であったが，鏡を見ながら実施したり，絵やモデルで脱力した状態を示し，上手にできたときは「ホットケーキのようなふんわりとした舌である」と伝えた 〈STの留意点〉 口を大きく開けさせない，舌を過剰に出させない，舌縁が左右の口角についていること，口角に力を入れて引きすぎないように注意した
				本文（p.80〜）に示したとおり 〈対象児の反応〉 舌は平らにできるようになったが1秒ほどで動いた 〈STの留意点〉 鏡を見ながら3秒間，舌を平らに保持できるよう促した
/イ/の産生	3	単音/イ/の産生	/イ/産生時に口腔の正中から呼気を出す	舌の脱力を保持するために，舌を下口唇まで出した状態で母音を産生させた（舌出し母音/イ/） 〈対象児の反応〉 初めは鏡を見ながら実施したが，徐々に鏡がなくてもできるようになってきた 〈STの留意点〉 STのモデルも脱力した舌出し母音で行った。児の舌が波打ったり引っ込んだりしないよう観察した。鼻息鏡で呼気が正中から出ているか，確認しながら行った
	4	/イ/の無意味音節	前後に他の音をつけても正中から呼気を出す	①舌出し母音/イ/の後に母音/ア,イ,ウ,エ,オ/をつけた ②舌出し母音/イ/の前に母音/ア,イ,ウ,エ,オ/をつけた ③舌出し母音/イ/の前後に母音/ア,イ,ウ,エ,オ/をつけた 〈対象児の反応〉 ゆっくりであればできた。鏡は見ないでできるようになった 〈STの留意点〉 STのモデルは脱力した舌出し母音を音声と口形で示した。脱力した舌のまま正中から呼気を出せているか鼻息鏡を用いて確認した 練習ノートには平仮名で書くと側音化構音が誘発されるため"i"と記載し，練習中の舌出し母音を言うように意識させた
	5〜6	/イ/を含む単語	単語を正しく言う練習	日常生活でよく使う単語20〜30語をそれぞれ練習した ①/イ/が語頭にくる単語 　（いえ，いか，いなか，いもうと，など） ②/イ/が語尾にくる単語 　（かい，パイ，やさい，ちょうだい，など） ③/イ/が語中にくる単語 　（アイス，おいしい，ライオン，すいようび，など）

				〈対象児の反応〉 初めはゆっくり，徐々に通常の速さでもできるようになった 6回目では自ら/イ/のつく単語を考えることが出てきた。「ベロが見えるままで練習」と促すと正しい音を産生することができた 〈STの留意点〉 初めは/イ/の前後にイ列音を含まないように配慮した。ゆっくりから始めて，通常の速さ，やや速くても言えるまで練習した 練習ノートの表記は平仮名「い」を使い，「い」を読むときに練習中の舌出し母音を言うように促した STが単語を音声提示し，児に練習音の語内位置を同定させながら産生訓練に入った 5回目のモデルは脱力した舌のまま舌出し母音で行った 6回目でやや速くできると，モデルを本来の/イ/で示した 7回目以降は次の音の練習を始めたが，/イ/の単語の練習は引き続き並行して行った 対象児が言った後に「今の音はうまく言えた？　どう思う？」と尋ね，自分の発話に対する傾聴を促し，児が産生した音の正誤の判断を求めた
/シ/の産生	7	単音節/シ/の産生	/シ/産生時に呼気を正中から出す	脱力した舌と上歯で狭めをつくり，歯間摩擦音をつくる 〈対象児の反応〉 呼気を強く出すと舌が安定せず，破裂成分が付加した。呼気を掌で確認させるとできるようになった 〈STの留意点〉 脱力した舌を下口唇まで出したまま音節をつくり，上歯で舌をかまないこと，正中から呼気が出ていることを鼻息鏡で確認しながら行った。摩擦音が強くなると舌をかむため，摩擦成分を聞くよりも掌で呼気を感じるようにした。モデルは音声と口形で示した
	8	/シ/の無意味音節	前後に他の音をつけても口腔から呼気を出す	/イ/の無意味音節と同様に，/シ/の前後に母音をつけた 〈対象児の反応〉 通常の速さでもできた 〈STの留意点〉 脱力した舌のまま正中から呼気が出ているか観察した。ゆっくりから始め，最後は通常の速さでも言えるようにした
	9	/シ/を含む単語	単語を正しく言う練習	日常生活でよく使う単語20〜30語をそれぞれ練習した ①/シ/が語頭にくる単語 　（シール，しまうま，しんかんせん，など） ②/シ/が語尾にくる単語 　（あし，なかよし，かぶとむし，など） ③/シ/が語中にくる単語 　（うしろ，むしば，おもしろい，など）

				〈対象児の反応〉 語頭が通常の速さでもできるようになると，語尾，語中はゆっくりであればできた 〈STの留意点〉 初めは練習した/イ/以外のイ列音の音が入らないように配慮した。また，狭母音/イ/は前後に無声子音がくると母音が無声化するため，無声化しない音環境の単語を選んだ。ややゆっくりから始め，徐々に通常の速さでも言えるように練習した この段階では歯間摩擦音でも可としたが，練習ノートには「し」と平仮名で表記し，本来の/シ/と認識させながら行った STが単語を音声提示し，児に練習音の語内位置を同定させながら産生訓練に入った 対象児が言った後に「今の音はうまく言えたと思う？」と正誤の判断を求め，児が産生した音への傾聴，自己モニタリングを促した 9回目以降も/チ/と並行して単語練習を行った
/チ/の産生	10	単音節/チ/の産生	/チ/産生時に呼気を口腔から出す	歯間に舌を挟み閉鎖の構えを口形モデルで誘導し，「そのままのお口でチを言って」と教示した 〈対象児の反応〉 模倣でできた 〈STの留意点〉 歯間に舌を挟んだときに舌をかみすぎないように注意した。呼気が正中から出ているか，鼻息鏡を用いて確認した
		/チ/の無意味音節	前後に他の音をつけても口腔から呼気を出す	歯間破擦音の前後に母音をつけた 〈対象児の反応〉 通常の速さでもできた 〈STの留意点〉 STのモデルは歯間破擦音（音声＋口形）で示し，練習ノートには平仮名ではなく新しいマーク"ti"の音とした
		/チ/を含む単語	単語の中の/チ/を正しく出す練習	日常生活でよく使う単語20〜30語を練習した ①/チ/が語頭にくる単語 　（チーズ，ちいさい，ちらかす，など） ②/チ/が語尾にくる単語 　（くち，ともだち，サンドイッチ，など） ③/チ/が語中にくる単語 　（うちわ，こんにちは，ようちえん，など） 〈対象児の反応〉 通常の速さでもできた 自己修正する場面が増えた 〈STの留意点〉 イ列音でまだ練習していない音は含まないようにし，母音が無声化しないように前後の音に配慮した /シ/と同様に歯間破擦音のまま行うが，練習ノートには「ち」と記載して/チ/と認識させながら行った。STが単

				語を音声提示し，児に練習音の語内位置を同定させながら産生訓練に入った 10回目以降も次の音をつくりながら単語練習を継続した
/キ/の産生	11	単音節/キ/の産生	/キ/産生時に呼気を正中から出す	脱力した舌のまま舌が歯列から少し出る程度まで出し，口形を動かさずに［kui］に近いモデルを示し/キ/をつくった 〈対象児の反応〉 ゆっくりから始めるとできた
		/キ/の無意味音節	前後に他の音をつけても呼気を正中から出す	/キ/の前後に母音をつけた 〈対象児の反応〉 通常の速さでもできた 〈STの留意点〉 /ク/に近い/キ/になるが，脱力した舌を保持し口形を変えずに産生し，正中から呼気を出すことに注意した。STのモデルも舌出しの/キ/を音声と口形で示した
	12	/キ/を含む単語	単語を正しく言う練習	日常生活でよく使う単語20〜30語を練習した ①/キ/が語頭にくる単語 　（きいろ，きば，きんようび，など） ②/キ/が語尾にくる単語 　（えき，たぬき，たまごやき，など） ③/キ/が語中にくる単語 　（うきわ，やきいも，いただきます，など） 〈対象児の反応〉 通常の速さでもできた 〈STの留意点〉 イ列音でまだ練習していない音は含まないようにした。初めは母音が無声化しないように前後の音に配慮した 舌出しの/キ/で単語練習に入ったが，通常の速さで練習するときには，STのモデルは本来の［ki］にした 練習ノートには「き」と平仮名で記載して/キ/と認識させながら行った 練習音の語内位置の同定，児が産生した音の弁別は/イ，シ/と同様に行った 次の/ケ/をつくるとともに，これまでつくった音節を含む単語練習を継続した。その際はいろいろな音環境の単語を練習語として取り上げた
/ケ/の産生	13	単音節/ケ/の産生	/ケ/産生時に呼気を正中から出す	脱力した舌のまま舌を歯列から少し出る程度まで出し，/エ/の口形を動かさずに/ケ/のモデルを示し，舌出し/ケ/を誘導した 〈対象児の反応〉 安定してできた 〈STの留意点〉 舌出しの/ケ/であるが，舌の脱力が保持でき，正中から呼気が出ていれば可とした 単音節がつくれたら，他の音節と同様に無意味音節，単語と練習を進めた

/リ/の産生	14	単音節/リ/の産生	/リ/産生時に呼気を正中から出す	上歯茎部に舌尖をつけて舌を離さずに声を出し，続けて練習した/イ/へと移行させた 〈対象児の反応〉 安定してできた 〈STの留意点〉 口を開けすぎないように注意した 弾き音だが，舌を反転させて弾かせると舌に力が入るので，上歯茎につくところで可とし，音声と口形を見せながら練習した 単音節がつくれたら，他の音節と同様に無意味音節，単語と練習を進めた
		/ジ，ギ，ゲ/は聴覚刺激法で産生でき，その他の音は般化がみられたため各音節の練習はせず，短文の練習に入った				
すべての音の産生	15〜17	イ列音，/ケ，ゲ/を含む短文	訓練音と関連する音の音が入った短文の練習をする	練習した単語を含む二語文，三語文をつくり，練習した。徐々に四語文以上にした 17回目からは，本来の構音位置で口腔正中から呼気を出して言えるように練習をした 〈対象児の反応〉 初めはゆっくり，徐々に通常の速さでもできるようになった。自己修正が観察された 17回目に本来の構音位置で口腔正中から呼気を出すと，初めはゆっくりであれば言えた 〈STの留意点〉 /イ/の母音が無声化しない音環境の短文を提示した
	18〜19	系列語	訓練音と種々の音が入った系列語ですべてを正しく言えるように練習をする	1〜10まで順に数えた 1〜10に「回，時，人，匹，ゲーム」の助数詞をつけて数えた 〈対象児の反応〉 誤り音の場合はモデルを示すと正しく言えた。通常の速さで言えるようになってから次の助数詞をつけたが，助数詞が変わるたびにゆっくから始めないと誤り音が観察された 〈STの留意点〉 誤り音のときは，聞き返す，「上手なので言って」と促す，それでも難しい場合はモデルを示すようにした。ゆっくりから始め，徐々に通常の速さでも言えるようにした
	20〜25	文章・歌	訓練音と種々の音が入った文章ですべてを正しく言えるように練習をする	本児の好きな絵本や保育園で習った歌など児の希望を聞きながら取り入れた 〈対象児の反応〉 家庭学習が順調で，セリフや文章，歌を覚えてくることができた 通常の速さでは誤り音が増加した。その都度修正を求めると修正でき，徐々に自己修正が可能になった 〈STの留意点〉 復唱で実施後，家庭学習で覚えてきてもらい，次の回でセリフをSTと交互に言って練習した。自然な抑揚，速さ

			で言えるまで実施した。歌もメロディをつけて自然な速さで歌えるまで練習した 誤り音になった場合は，「上手なので言って」と修正を促した
26 〜 30	会話	日常の会話です べての音を正し く言えるように する	①絵カードや絵本の説明など，課題を決めて行った ②5分，10分，訓練時間すべて，と徐々に時間を伸ばした 家庭でも同様に行った 〈対象児の反応〉 聞き返す，「上手なので言って」と修正を求めるとできるようになった 〈STの留意点〉 初めは「気をつけて話す練習の時間」と説明し，時間を区切って実施した。徐々に時間を延ばし，最終的には訓練中は気をつけて話せるようになった 家庭でも時間を決めて練習を行ってもらった

（引用文献10）をもとに作成，追記した。また，経過における課題は引用文献11）をもとに作成，追記した）

5. ま と め

　本症例は両側の唇顎口蓋裂があり，口蓋形成術後の鼻咽腔閉鎖機能は良好であったが，イ列音と/ケ，ゲ/に構音の誤りが観察され，口蓋裂術後の器質性構音障害と考えられた。明らかな原因は不明だが舌の運動に拙劣さがあり，このことも構音獲得に影響したものと考えられた。

　構音の誤りは特異な構音操作の誤りの一つである側音化構音であった。側音化構音は本来口腔の正中から呼気が出るはずの音が，舌の前方が硬口蓋に接して口腔の中央が閉鎖されるため呼気と音声は歯列と頬部の間から出される[10]。聴覚印象は，気流が流れる音が口腔内に響くような独特の摩擦性の成分をもち，「き，ぎ，ひ」に近い歪音に聴取される[10]。本症例は4歳8ヵ月の時点で誤り音が固定化し，発達の遅れなど他の問題がなかったことから構音訓練の適応と考えられ，訓練を開始した。まずは舌の脱力から始め，口腔の正中から呼気を出すことを練習した。その後舌の脱力と同様の口形である/イ/，続いて/シ/を練習し，さらに破擦音，/ケ/の練習を行った。それ以外のイ列音の音には般化がみられ，短文・文章・会話練習へと移行した。訓練開始後約6ヵ月で会話練習まで進み週1回の訓練は終了し，経過観察に移行した。6ヵ月後まで経過をみたが誤り音が出現することはなかったため，経過観察も終了とした。

VII 右側唇顎口蓋裂の症例―複数の異常構音

1．症例の概要

〈**対象児**〉 右側唇顎口蓋裂，女児

〈**主 訴**〉 母親より：ことばが少ない。

〈**現病歴**〉 生後1ヵ月より形成外科にて右側唇顎口蓋裂の加療および言語管理を開始した。口唇形成術は生後3ヵ月，口蓋形成術（push back法）を1歳4ヵ月時に行った。

〈**耳鼻咽喉科的所見**〉 鼓膜所見・聴力とも異常なし（滲出性中耳炎の既往なく，2歳2ヵ月時ささやき声で名前を呼んで反応あり）。

〈**発達歴**〉 周産期には異常はなく，生下時体重は約2,500gであった。定頸4ヵ月，始歩1歳2ヵ月，始語1歳6ヵ月，二語文3歳5ヵ月，運動発達は年齢相応であったが，言語表出に遅れを認めた。

〈**教育歴**〉 3歳2ヵ月から保育園に通園。

2．評　　価

1）発達検査結果（2歳6ヵ月時）

⑴ 新版K式発達検査

・姿勢・運動：DQ93

・認知・適応：DQ100

・言語・社会：DQ80

2）構音の様子（2歳6ヵ月時）

⑴ 鼻咽腔閉鎖機能

・開鼻声軽度あり

・口腔内視診：軟口蓋の長さは十分，動きなし

・ブローイング不可（吹く動作が未獲得）

⑵ 構　音

有意味語の表出が少なく，母音と鼻音（/m/，/n/）のみ表出可能。

3）知能検査結果（4歳8ヵ月時）

⑴ WPPSI知能検査

・言語性IQ73

・動作性IQ95

・全IQ80

4）言語検査結果（4歳9ヵ月時）

⑴ 言語学習能力診断検査 （ITPA）（図3-5）

・言語学習年齢：4歳1ヵ月（8ヵ月の遅れ）

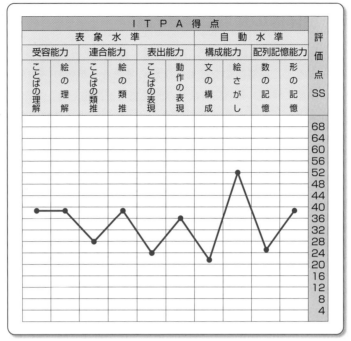

図3-5　ITPAのプロフィール

・言語学習指数：86（普通児の平均100）

・評価点平均：34（普通児の平均36）

・平均値よりやや低いが正常範囲。聴覚－音声回路（ことばの類推，ことばの表現，
　文の構成，数の記憶）が弱い

5）構音訓練開始時の構音の様子（4歳8ヵ月時）

(1)　構音器官の形態と機能

　軟口蓋の長さ・動きは正常であった。舌運動の突出は可能だが，左右と挙上は困難
で，緊張が高かった。

(2)　鼻咽腔閉鎖機能

　開鼻声や呼気鼻漏出による歪みは認められなかった。ブローイング検査では，ソフ
トブローイング・ハードブローイングとも呼気鼻漏出はなく，9～10秒の持続が可
能であった。

(3)　構　音

　新版 構音検査（単語検査，音節検査，文章検査，会話）において，/ɾ/は省略，/t/，
/d/，/s/，/ts/，/dz/で口蓋化構音を認めた。

　会話明瞭度は3（話題を知っていればわかる）であった。

　構音類似運動検査は，上下顎前歯から舌を平らにすることが困難で，舌圧子で舌を
触ると脱力は可能であった。狭めや呼気流出，舌先と歯茎を閉鎖させてからすばやく
開放，舌先の挙上はできなかった。

3．全体像の整理と訓練方針

　　聴力には問題はなかったが，言語発達に遅れがあり発語が少ないため，前半は言語発達を促進し，理解語彙を拡大しながら発語（言語表出）を増やすこととした。表出語彙の増加に伴い，鼻咽腔構音と声門破裂音が出現した。また，軟口蓋の長さは十分だが動きがなく，吹く動作が獲得できていないため，鼻咽腔閉鎖機能の獲得として，ブローイング練習と口腔からの呼気流出を促し，構音操作の獲得を目指してアプローチを行った。月に1〜2回，母子同伴で30分行い，家庭での関わり方を指導した。鼻咽腔閉鎖機能の獲得とともに，鼻咽腔構音（3歳8ヵ月）と声門破裂音（3歳10ヵ月）は消失した。4歳8ヵ月時の構音検査では会話明瞭度は3，/ɾ/の省略，歯茎音/t/，/d/，/s/，/ts/，/dz/が口蓋化構音となっており，いずれも被刺激性は認められなかった。また，発語も増え言語発達年齢も4歳を過ぎたので，後半は構音訓練を開始することとした。構音時に舌尖が使われず，舌に力が入っているため，まず，舌運動訓練で「舌の脱力」を行い，系統的構音訓練を実施した。

　　聴覚情報処理が有意に低い成績であった。そこで視覚的な刺激情報として文字の獲得を促し，文字を媒介に言語能力・構音操作の定着を高めることとした。

　　訓練は週に1回，母子同伴で40分行い，家庭での練習（5〜10分）を毎日行うよう指導した。

4．訓 練 経 過

　　訓練経過を以下の表に示す。

年　齢	課　題		指導内容
2歳2ヵ月	言語発達促進	・口を動かす ・言語発達支援	・よくかんで食事をする ・吹く練習（口から息を出す） ・ことばかけや関わり方の説明を行う
2歳6ヵ月		・理解語彙の拡大 ・発語増進 ・口腔からの呼気流出	・遊びや絵本を利用してのことばかけ ・擬態語，擬音語の使用（ブーブー・ワンワン） ・ラッパや笛を用いて口腔からの呼気流出を促す ・口腔から息を出す（/Φ//h/）練習を行う
2歳10ヵ月		・語彙概念の拡大 ・表出語彙の拡大 ・/Φ//h/単音・単語	・遊びの中で動作を用いて動詞の理解を増やしていく ・遊びの中で模倣を行い発語することを楽しませる ・喉に力が入らない/Φ//h/を笑い声などで連続して表出させる ・/Φ//h/の単語を真似っこ遊びとして復唱させる
3歳5ヵ月		・文レベルの発話	・手遊び歌など体を使いながら声を出す経験を増やす ・音声模倣を促しながら二語文，三語文と進めいてく ・文字をたどりながら絵本の読み聞かせを行う ・絵を媒介に質問を行い言語発達を促す

4歳8ヵ月		・音節の分解 ・舌運動	・音節の分解は，視覚的に文字を併用して2音節から音節数を増やす ・徐々に文字を除去し，聴覚刺激のみで実施 ・舌運動は①～④の順で実施 ①舌を前に出す，②舌を平にする，③舌を平にしてお皿の形にする，④奥舌まで平らにする
4歳10ヵ月	言語発達促進・構音訓練	・音節の抽出 ・語音の聞き取り ・/t/ 単音・単音節・単語	・絵と文字カードを見せ，音声と抽出する1文字を提示して行う（「いぬ」の「い」はどこ？） ・文字と音声刺激なしで，絵を見てから抽出を行う ・STが発した「た」と口蓋化の「た」の弁別 ・STと児が発した「た」の弁別 ・聴覚的に弁別が困難なときは，口元や口形図を見ながら行う ・舌の動きが見えるよう舌を少し出し上下の歯で挟み，鏡で確認しながら行う ・「た」「て」「と」の順で実施 ・文字・口形図・音声を提示し，舌に力が入らないよう鏡で確認を行いながら行う ・誤りには文字に印をつけて注意を促す
5歳0ヵ月		・語想起課題 ・なぞなぞ ・/s/ 単音・単音節・無意味音節・単語・短文	・語頭音，上位語（動物，乗り物など）を実施 ・用途の特徴（3要素）から名称で答える課題 ・/θ/ から導入し，ストローを使用して正中からの呼気流出を促す ・舌中央部をストローで押したり，下唇を手指で中央に抑えて溝をつくる ・徐々にストローを抜いて，ストロー無しで /θ/ の練習を実施 ・「さ」「せ」「す」「そ」の順で実施
5歳2ヵ月		・ことばの説明 ・/ts//dz/ 単音・単音節・無意味音節・単語・短文	・絵カードの説明（用途など）を行う 不十分なときは説明文を音読し，再度説明を行う ・構音位置づけ法と聴覚刺激で模倣を促し単音節を導く ・誤りがみられた音は文字に印をつけて注意を促す
5歳4ヵ月		・構音の定着 ・話の内容などの説明 ・会話	・誤りがみられた音は文字に印をつけて注意を促す ・絵本（文字を利用）を使用して，単語・文章の音読，内容の説明を行う ・質問に答えたり，出来事の説明を自由会話で行う

注）単音節：1音→連続，ゆっくり→普通の速さ
　　無意味音節：目標音の前後に母音をつける（①母音＋目標音，②目標音＋母音，③母音＋目標音＋母音）
　　単語の目標音：①語頭，②語尾，③語中の順で文字と絵カードを併用する
　　短文：練習した単語を使って二～三語文で実施

5. ま と め

口蓋形成術後，吹く経験がなく，吹く動作の模倣も困難であった。早期（2歳2ヵ月）より口腔からの呼気流出を促すなどブローイング訓練を行い，偶然ラッパが吹け

るようになってから吹くことを楽しんで行い，鼻咽腔閉鎖機能が向上した。また，言語発達の遅れがあり言語発達促進訓練を行った結果，表出語彙が増え，口腔内で産生できる音が増えた。異常構音が複数出現したが，鼻咽腔閉鎖機能の獲得に伴い声門破裂音と鼻咽腔構音は改善した。引き続き，言語発達促進訓練を行いながら構音獲得に必要な口腔内の機能（舌運動）を高める働きかけを実施したことにより，口蓋化構音は消失し，/s/→［ɕ］，/ts/→［tɕ］，/dz/→［dʑ］，へと置換（硬口蓋化）に移行した。ITPAでは聴覚的情報処理の弱さがあり，文字を併用して音節の分解抽出課題を行ったことで音節の位置を理解できた。また，聴覚的なフィードバックが獲得できると，自己修正が可能となり，文字を活用したことで構音操作の定着につながった。

Ⅷ 粘膜下口蓋裂の症例—複数の異常構音

1．症例の概要（訓練開始時：5歳4ヵ月，男児）

〈主　訴〉　母親より：発音が不明瞭で聞き取れないことがある。サ行が言えない。

〈診断名〉　口蓋裂術後構音障害（粘膜下口蓋裂）

〈現病歴〉　出生直後からミルクの飲みが弱く，体重がなかなか増加しないことを心配した母親が保健師に相談していた。乳首を変えてミルクを飲む量は増えたが鼻からミルクが漏れることもあり，1歳6ヵ月児健診で相談した。有意味語が出ており運動面の発達も順調であることから様子を見るように言われた。その後も母親は二語文の出現があるものの語彙が少なく，発音が不明瞭なことが気になっていた。2歳頃より風邪で受診した近医耳鼻咽喉科で両側の滲出性中耳炎を指摘され，その後も加療のため通院した。3歳6ヵ月児健診で発音が不明瞭なことを相談し，B病院耳鼻咽喉科を紹介され，粘膜下口蓋裂，両側の滲出性中耳炎を指摘された。粘膜下口蓋裂の加療のため同院形成外科に紹介となり，3歳8ヵ月時に口蓋形成術（Furlow法），両側チュービング留置術を受けた。術後3ヵ月の鼻咽腔内視鏡検査では軟口蓋の動きが悪く，/a/発声時や啼泣（ていきゅう）時にも鼻咽腔に軽度の空隙を認めていたが，術後6ヵ月に再度検査を受けたところ軟口蓋の動きは良くなり，咽頭側壁の動きも良好で，鼻咽腔の閉鎖が確認できた。言語発達は語彙の増加が少なく，表出面の遅れが確認されたため，4歳0ヵ月から2週間に1回程度，語彙の拡大，表出面の促進を目的に同院のSTによる訓練を受けた。

〈発達歴〉　妊娠中，周産期とも特記事項なし。生下時体重約3,000g，兄が帝王切開であったため本児も帝王切開で出生した。定頸：4ヵ月，座位：8ヵ月，始歩1歳1ヵ月，喃語：6ヵ月頃からあったがあまり盛んにならなかった。始語：1歳3ヵ月，二語文：2歳1ヵ月。

〈教育歴〉　3歳から幼稚園に通園。入園児の会話明瞭度は3（話題を知っていればわかる）程度であった。

〈**家族構成**〉　父親，母親，兄，妹との5人家族。

2．評価（訓練開始時：5歳4ヵ月時）

　既往歴に言語発達の遅れや言語訓練歴もあったため，構音訓練の適応を検討する必要があると考え現在の言語発達，知的発達を確認する目的で，構音検査と合わせてWISC-Ⅳ知能検査，絵画語い発達検査（PVT-R），国リハ式〈S-S法〉言語発達遅滞検査を行った。

1）構　　音
　音節から会話でイ列音の側音化構音と，サ行がタ行への置換を一貫して認めた。/s/の構音類似運動は歯で舌をかんでしまい困難であった。被刺激性はいずれの音にもなかった。

2）発声発語器官
　発話時に開鼻声を認めず，飲食物の鼻漏出，ブローイング時の呼気鼻漏出もなく，耳鼻咽喉科での検査結果と合わせ鼻咽腔閉鎖機能は良好と判断された。歯列，咬合にも明らかな問題はなかった。舌の運動は，上口唇をなめるのが拙劣であった以外，大きな問題はなかった。

3）言　語　発　達
　PVT-Rで語彙年齢5歳4ヵ月，評価点10，国リハ式〈S-S法〉言語発達遅滞検査では，助詞の受信・発信までできており，年齢相応と考えられた。また，質問-応答関係検査でも，日常的な質問の応答は年齢相応であった。モーラ分解・抽出ができ，平仮名清音のうち30文字程度読むことができた。

4）知　的　発　達
　WISC-Ⅳ知能検査の結果では，全検査IQ（FSIQ）95，言語理解（VCI）93，知覚推理（PRI）102，ワーキングメモリー（WMI）85，処理速度（PSI）104であった。下位検査の評価点を表3-2に示した。合成得点，下位検査の評価点ともいずれも正常範

表3-2　WISC-Ⅳ知能検査下位検査の評価点

指　　標	下位検査	評価点
VCI（言語理解）	類似	9
	単語	9
	理解	9
PRI（知覚推理）	積木模様	10
	絵の概念	10
	行列推理	11
WMI（ワーキングメモリー）	数唱	8
	語音整列	7
PSI（処理速度）	符号	11
	記号探し	10

囲であったが，WMIは他の指標に比べやや低く，語音整列もやや低い結果であり，聴覚的記憶やワーキングメモリーの弱さが考えられた。

5）コミュニケーション

視線はよく合い，物を提示したり話しかけてもすぐに反応があった。音声でのやりとりや模倣も可能で，コミュニケーションは良好であった。

6）行　　　動

約1時間の検査でも着席して取り組むことができた。

7）聴　　　力

遊戯聴力検査で両側とも正常範囲であった。

3．全体像の整理と訓練方針

乳児期にミルクの鼻漏出を認めたが，3歳6ヵ月児健診で不明瞭な発音を相談するまで粘膜下口蓋裂の検出に至らず，3歳8ヵ月にようやく口蓋形成術が行われた。術後鼻咽腔閉鎖機能は改善したが，構音障害は残存し，イ列音の側音化構音とサ行がタ行に置換する誤りが音節から会話まで一貫して認められた。言語発達の遅れの既往があったため精査を行ったが，言語発達，知的発達とも遅れは認められなかった。滲出性中耳炎の既往もあるが，評価時には両側とも正常範囲の聴力であった。以上のことから，構音の改善を目的に系統的構音訓練を行うこととした。

訓練の方針としては，舌の脱力で力の抜けた平らな舌をつくり，呼気が正中から出るように促すことを第一とした。本症例は舌で上口唇をなめる運動に拙劣さがあり，安定した舌の脱力をつくることは，その後の音産生訓練の前段階として重要であった。舌の脱力が安定したところで，その脱力の構えのまま舌出し母音の口形で／イ／を練習した。／イ／の後，／イ／の口形に近く脱力した舌を動かさずにつくれる音として，歯間の構えで/s/から誘導し，その後イ列音の改善を促すこととした。

4．訓練経過

1）訓練の期間と回数

訓練は基本的には週1回，40分，保護者も同席で行った。1回の訓練ごとに保護者にその日行った訓練の目的と達成基準を説明し，達成された動作等の維持と定着のために訓練で行った内容と同じ家庭練習課題を示し，家庭でも同様に実施してもらうように協力を求めた。定期的な訓練は37回（約10ヵ月）行った。

2）舌の脱力

側音化構音の症例の訓練と同様に行った（詳細は本章Ⅵ両側唇顎口蓋裂─側音化構音を参照）。安定して脱力した舌が2～3秒は保持できるところまで練習した。

3）／イ，シ，キ，チ，リ／，サ行の産生

詳しい訓練経過を以下の表に示す。

	訓練回数	訓練の順序	目　的	経過と対象児の反応，STの留意点
舌の脱力	1〜2	舌の脱力	側音化構音時に口蓋に接している舌を口蓋から放し，舌の中央から呼気が出るようにする	詳細は「側音化構音」の症例と同様に行った 〈対象児の反応〉 1回目は脱力困難で波打った舌であったが，鏡を見ながら実施したり，絵やモデルで「ホットケーキのような」舌であることを繰り返し伝えるとできるようになった 2回目は舌は平らにできるようになったが1秒ほどで動いた 〈STの留意点〉 1回目は口を大きく開けさせない，舌を過剰に出させない，舌縁が左右の口角についていること，口角に力を入れて引きすぎないように注意した 2回目は鏡を見ながら3秒間，舌を平らに保持できるよう促した
/イ/の産生	3	単音/イ/の産生	/イ/産生時に口腔の正中から呼気を出す	舌の脱力を保持するために，舌を下口唇まで出した状態で母音を産生させた（舌出し母音） 〈対象児の反応〉 初めは鏡を見ながら実施したが，徐々に鏡がなくてもできるようになってきた 〈STの留意点〉 STのモデルも舌出し母音の状態で行った。児の舌が波打ったり引っ込んだりしないよう観察した。鼻息鏡で呼気が正中から出ているか，確認しながら行った
	4	/イ/の無意味音節	前後に他の音をつけても正中から呼気を出す	①舌出し母音/イ/の後に母音/ア，イ，ウ，エ，オ/をつけた ②舌出し母音/イ/の前に母音/ア，イ，ウ，エ，オ/をつけた ③舌出し母音/イ/の前後に母音/ア，イ，ウ，エ，オ/をつける 〈対象児の反応〉 ゆっくりであればできた。鏡は見ないでできるようになった
	5〜6	/イ/を含む単語	単語を正しく言う練習	日常生活でよく使う単語20〜30語をそれぞれ練習した ①/イ/が語頭にくる単語 　（いえ，いか，いなか，いもうと，など） ②/イ/が語尾にくる単語 　（かい，パイ，やさい，ちょうだい，など） ③/イ/が語中にくる単語 　（アイス，おいしい，ライオン，すいようび，など） 〈対象児の反応〉 5回目ではゆっくりとした速さであれば正しく言えた 6回目では通常の速さでも正しく言えるようになった 〈STの留意点〉 詳細は「側音化構音」の症例と同様に行った

サ行の産生	7	単音[θ]の産生	[θ]産生時に正中から呼気を出す	脱力した舌のまま歯列より前方の下口唇に触れるくらいに舌を出し，上歯との間で狭めをつくる。口形や舌を動かさずに呼気を正中より出す 〈対象児の反応〉 呼気を多く出すと脱力した舌が持続せず，側方から呼気が出ることがあった 〈STの留意点〉 脱力した舌を保持できているか，呼気が正中から出ているかを鼻息鏡などを使って確認した
	8	単音節/ス/の産生	音節をつくる	歯間音[θ:]の後に呼気が途切れないようにしながらゆっくりと[ɯ:]をつけた 〈対象児の反応〉 掌で呼気が正中から出るのを確認しながら行うとうまくつくれた 〈STの留意点〉 歯間音[θ]構えのまま口形を変えなくてもよい母音[ɯ]を後続につけた。[θ]と[ɯ]がばらばらにならないように呼気を持続させて滑らかなモデル（音声＋口形）を示した [ɯ]も舌を出したままで行った
	9	/ス/の無意味音節	前後に他の音をつけても正中から呼気を出す	①歯間音/ス/の後に母音/ア，イ，ウ，エ，オ/をつけた ②歯間音/ス/の前に母音/ア，イ，ウ，エ，オ/をつけた ③歯間音の前後に母音/ア，イ，ウ，エ，オ/をつけた 〈対象児の反応〉 通常の速さでもできるようになった 〈STの留意点〉 前後につけた母音が舌出しのままでも可とし，正中からの呼気を確認した 練習ノートには練習中の音を"θɯ"と記載し，歯間音の構えを意識して産生できるようにした
	10～11	/ス/を含む単語	単語を正しく言う練習	日常生活でよく使う単語20〜30語を練習した ①/ス/が語頭にくる単語 　（スープ，すっぱい，すべりだい，など） ②/ス/が語尾にくる単語 　（いす，アイス，カレーライス，など） ③/ス/が語中にくる単語 　（るすばん，やすみ，おむすび，など） 〈対象児の反応〉 /ス/のつく単語を考えるようになった。誤り音の場合，歯間音の/ス/を音声＋口形で示すと正しい歯間音で言い直すことができた 〈STの留意点〉 他の誤り音が前後にこないように配慮した。また，母音が無声化しないよう，前後に無声子音がこない単語を選んだ

				歯間音のまま行い，音節ごとにゆっくり区切って話さないように，滑らかに自然な抑揚をつけて行った。語中単語になるとSTのモデルは通常の/ス/で示した 練習ノートには平仮名「す」で単語を示し，練習音が本来の/su/であると認識させながら行った STが単語を音声提示し，児に練習音の語内位置を同定させながら産生訓練に入った 対象児が言った後に「今の音はうまく言えたと思う？」と自分の発話に対する傾聴を促し，児が産生した音の正誤の判断を求めた
	12 〜 20			後続母音を変え，/サ，セ，ソ/の産生を導き，最後に/シ/の産生を誘導した 各段階の留意点は［θɯ］と同様に行った 各音節が単語の段階まで進んだら次の音節をつくり，それと並行して，つくった音節は単語練習を繰り返した。通常の速さで言えるようになると，2回連続で言う，「○○と△△」のように二つの単語を続けて言う課題を練習した。誤ったときは「今の音はどうだった？」と産生した音に対する判断を求め，児が産生した音への傾聴，自己モニタリングを促した /シ/をつくるのと並行して，/チ/の産生に入った
/チ/ の 産 生	21	単音節/チ/の産生	/チ/産生時に呼気を口腔から出す	歯間に舌を挟み閉鎖の構えを口形モデルで誘導し，「そのままのお口で/シ/を言って」と教示した 〈対象児の反応〉 模倣でできた 〈STの留意点〉 詳細は「側音化構音」の症例と同様に行った
		/チ/の無意味音節	前後に他の音をつけても口腔から呼気を出す	歯間破擦音の前後に母音をつけた 〈対象児の反応〉 通常の速さでもできた 〈STの留意点〉 詳細は「側音化構音」の症例と同様に行った
		/チ/を含む単語	単語の中の/チ/を正しく出す練習	日常生活でよく使う単語20〜30語を練習した ①/チ/が語頭にくる単語 　（チーズ，ちいさい，ちらかす，など） ②/チ/が語尾にくる単語 　（くち，ともだち，サンドイッチ，など） ③/チ/が語中にくる単語 　（うちわ，こんにちは，ようちえん，など） 〈対象児の反応〉 通常の速さでもできた 自己修正する場面が増えた 〈STの留意点〉 詳細は「側音化構音」の症例と同様に行った

/キ/の産生	22	単音節/キ/の産生	/キ/産生時に呼気を正中から出す	脱力した舌のまま舌が歯列から少し出る程度まで出し,口形を動かさずに[kui]に近いモデルを示し/キ/をつくった 〈対象児の反応〉 ゆっくりから始めるとできた
		/キ/の無意味音節	前後に他の音をつけても呼気を正中から出す	/キ/の前後に母音をつけた 〈対象児の反応〉 通常の速さでもできた 〈STの留意点〉 /ク/に近い/キ/になるが,脱力した舌を保持し口形を変えずに産生し,正中から呼気を出すことに注意した。STのモデルも舌出しの/キ/にし,口形を見せながら示した
	23	/キ/を含む単語	単語を正しく言う練習	日常生活でよく使う単語20〜30語を練習した ①/キ/が語頭にくる単語 　（きいろ,きば,きんようび,など） ②/キ/が語尾にくる単語 　（えき,たぬき,たまごやき,など） ③/キ/が語中にくる単語 　（うきわ,やきいも,いただきます,など） 〈対象児の反応〉 通常の速さでもできた 〈STの留意点〉 詳細は「側音化構音」の症例と同様に行った
/リ/の産生	24	単音節/リ/の産生	/リ/産生時に呼気を正中から出す	上歯茎部に舌尖をつけて舌を離さずに声を出し,続けて練習した/イ/へと移行させた 〈対象児の反応〉 安定してできた 〈STの留意点〉 口を開けすぎないように注意した 弾き音だが,舌を反転させて弾かせると舌に力が入るので,上歯茎につくところで可とした 単音節がつくれたら,他の音節と同様に無意味音節,単語と練習を進めた
		/ジ,ギ/は聴覚刺激法で産生でき,その他の音は般化がみられたため各音節の練習はせず,短文の練習に入った		
	25〜27	イ列音,サ行を含む短文	訓練音と関連する音の音が入った短文の練習をする	練習した単語を含む二語文,三語文をつくり,練習した。徐々に四語文以上にした 〈対象児の反応〉 初めはゆっくり,徐々に通常の速さでもできるようになった 自己修正が観察された 〈STの留意点〉 誤ったときは「今の音はどうだった？」と産生した音に対する傾聴と判断を求め,自己モニタリングを促した 自然な速さとイントネーションで言えるようになるまで練習した

				STのモデルは舌出し母音や歯間音ではなく，本来の構音で産生した
すべての音の産生	28〜33	系列語・文章・歌	訓練音と種々の音が入った系列語・文章・歌ですべてを正しく言えるように練習をする	系列語は1〜10に「回，時，人，匹」の助数詞をつけて数えた 絵本は本児の好きな絵本を，歌は幼稚園で習った歌を取り入れた 〈対象児の反応〉 導入開始時はゆっくり行った。誤り音の場合はモデルを示すと正しく言えた 文章は劇のようにすると通常の速さの発話になり，誤り音が増加した。その都度修正を求めると修正でき，徐々に自己修正が可能になった 歌はゆっくりした速さから，徐々に通常の速さにすると正しい音で自然なメロディで歌えるようになった 〈STの留意点〉 誤り音のときは，聞き返す，「上手なので言って」と促した。それでも難しい場合はモデルを示すようにした。ゆっくりから始め，徐々に通常の速さでも言えるようにした
	34〜37	会話	日常の会話ですべての音を正しく言えるようにする	①絵カードや絵本の説明など，課題を決めて行った ②5分，10分，訓練時間すべて，と徐々に時間を伸ばした 家庭でも同様に行った 〈対象児の反応〉 聞き返す，「上手なので言って」と修正を求めるとできるようになった 〈STの留意点〉 初めは「気をつけて話す練習の時間」と説明し，時間を区切って実施した。徐々に時間を延ばし，最終的には訓練中は気をつけて話せるようになった 家庭でも時間を決めて練習を行ってもらった

（引用文献12）をもとに作成，追記した。また，経過における課題は引用文献13）をもとに作成，追記した）

　週1回の定期的な訓練は約10ヵ月行い，その後は1ヵ月後，3ヵ月後，6ヵ月後に経過観察をした。誤り音が再び出現することはなかったため，終了とした。

5. ま と め

　本症例は3歳6ヵ月児健診後に粘膜下口蓋裂に気づき，3歳8ヵ月時に口蓋形成術を受けた。術後の鼻咽腔閉鎖機能は良好であったが，言語発達の遅れが幼児期前半にあり，まずは言語発達の促進訓練を受けた。その後5歳4ヵ月には言語発達は年齢相応になったが，イ列音の側音化構音およびサ行がタ行への置換を認め，系統的構音訓練を行った。

　構音訓練では最初に舌の脱力を行い，構音時に口蓋に接触している舌を口蓋から離し，呼気が正中から出るようにした。その後舌の脱力を保ったまま舌出し母音/イ/の産生，続いて同じ口形のまま狭めをつくり，歯間音の構えの/s/をつくった。そし

て歯間の構えのまま破擦音・破裂音をつくり，最後に舌尖を上歯茎につける弾音の産生へと移った。すべての音が単語まで産生できたところで，すべての訓練音を含む短文，系列語・文章・歌，会話の練習に移行した。この段階では舌出し母音や歯間音ではなく，本来の構音位置で口腔正中から呼気を出して言えるように練習した。

　約10ヵ月は週1回の定期的な構音訓練を行い，その後定期観察をして誤り音が出現しないことを確認して，終了とした。

引用文献

1）岡崎恵子，加藤正子，北野市子：口蓋裂の言語臨床（第3版），pp.31-49，医学書院，2011

2）岡部早苗，鈴木恵子，上野寛子　他：Furlow変法による口蓋形成術後の言語成績—粘膜移植粘膜弁法群との比較—，日本口蓋裂学会雑誌：42巻3号：194-200，2017

3）加藤正子，竹下圭子，大伴潔：特別支援教育における構音障害のある子どもの理解と支援，pp.139-149，学苑社，2012

4）日本コミュニケーション障害学会口蓋裂言語委員会編：口蓋裂言語検査（言語臨床用，DVD付），インテルナ出版，2007

5）熊倉勇美，今井智子編：標準言語聴覚障害学 発声発語障害学（第2版），pp.148-172，医学書院，2015

6）斉藤裕恵編著：言語聴覚療法シリーズ8　器質性構音障害，pp.113-123，建帛社，2002

7）阿部雅子：構音障害の臨床 基礎知識と実践マニュアル（改訂第2版），p.54，57，金原出版，2008

8）岡崎恵子，船山美奈子編：構音訓練のためのドリルブック（改訂第2版），p.22，38，58，210，211，，協同医書出版社，2006

9）前掲書8），p.14，26，58，210-211

10）前掲書7），p.73

11）前掲書8），p.12，24，56，88

12）前掲書7），pp.72-80

13）前掲書8），p.12，24，58，88，210，211

参考文献

・阿部雅子：口蓋裂言語にみられる異常構音，音声言語医学；29巻3号：296-298，1988

・大森孝一，永井知代子，深浦順一　他編：言語聴覚士テキスト（第3版），医歯薬出版，2018

・宇野彰編：ことばとこころの発達と障害，永井書店，2007

・經田香織：器質性構音障害 口蓋裂児の構音マネージメント，OHNS；37巻6号：597-601，2021

・伊藤元信，吉畑博代編：言語治療ハンドブック，医歯薬出版，2017

・國吉京子，山本一郎，楠木健司：口蓋裂術後の諸問題とその解決，形成外科；51巻12号：1383-1390，2008

・緒方祐子：小児における特異な構音操作の誤りとそれに対するアプローチ，言語聴覚研

究；17巻1号：3-10，2020

・熊倉勇美，今井智子編：標準言語聴覚障害学 発声発語障害学（第3版），医学書院，2021

・阿部雅子：構音障害の臨床 基礎知識と実践マニュアル（改訂第2版），金原出版，2008

・岡崎恵子，加藤正子，北野市子：口蓋裂の言語臨床（第3版），医学書院，2011

・加藤正子，竹下圭子，大伴潔：特別支援教育における構音障害のある子どもの理解と支援，学苑社，2012

・藤原百合，三村邦子：口蓋裂の構音障害，藤田郁代（監）：標準言語聴覚障害学 発声発語学（第2版），医学書院，2015

・山下夕香里，武井良子，佐藤亜紀子　他編：わかりやすい側音化構音と口蓋化構音の評価と指導法 舌運動訓練活用法，学苑社，2020

・城本修，原由紀編：標準言語聴覚障害学 発声発語障害学（第3版），医学書院，2021

・今村亜子：構音訓練に役立つ音声表記・音素表記 記号の使い方ハンドブック，協同医書出版社，2016

・熊倉勇美，今井智子編：標準言語聴覚障害学 発声発語学（第2版），医学書院，2015

・弓削明子：特異な構音障害をもつ症例の検討 構音と音韻意識との関連から，聴能言語学研究；18巻2号：89-95，2001

・岡本朗子，鈴木恵子，原由起 ITPAで能力に偏りのみられた1口蓋裂児の構音訓練，聴能言語学研究；9巻1号：26-33，1992

・後藤慶子，浅野和海：鼻咽腔閉鎖機能良好の判定に長期を要した口蓋裂児，コミュニケーション障害学；21巻2号：99-105，2004

・竹下圭子：言語発達の遅れを伴った口蓋裂児の構音指導，コミュニケーション障害学；20巻2号：103-108，2003

・金田一春彦監修：三省堂こどもことば絵じてん，三省堂，2009

・加藤正子，岡崎恵子，鈴木規子　他：側音化構音の5症例，音声言語医学；22巻4号，293-303，1981

第4章

ASDやダウン症候群に合併した構音障害

I 概　　要

1．機能性構音障害とその他の合併症状

　機能性構音障害は，「構音器官に構音障害の原因になるような形態的異常や神経・筋などの異常が認められないにもかかわらず，構音に誤りが認められるもの」[1]，あるいは「構音障害となるはっきりとした原因が見当たらないにもかかわらず，現実に構音の誤りがみられる場合」[2]と定義されており，原因不明の構音障害というイメージが強い。しかし臨床場面では，構音の獲得に必要な全体発達や言語発達，聴力，口腔器官の形態などについては十分確認はされていても，構音器官の随意運動能力や音韻発達，語音弁別能力の面[3]まで十分に検索されているとはいえないと考える。その理由の一つとしては対象児の年齢的な問題もある。年齢が小さければより複雑な検査を試行するのは困難となる。この点を考えると臨床上は機能性構音障害と積極的に評価しているのではなく，明確な原因を把握できていない状態で機能性構音障害という評価をしている可能性が高い。

　そこで，機能性構音障害に他の障害を合併した症例の調査報告を紹介したい。富永ら[4]は機能性構音障害児242例に関する実態調査を行い，242例中合併症なしは89例（36.8%）であったが，153例（63.2%）には何らかの合併症があり，初期の言語発達遅滞の既往65件（26.8%），歯列・咬合異常31件（12.8%），軽度知的障害24件（10.0%）であったと報告している[注]。また，山下ら[5]は6年間に来院した1,044例中685例（65.6%）には口腔疾患がなかったが，123例（11.8%）には精神発達遅滞やダウン症候群，広汎性発達障害が認められたと報告している。この123例中ほぼ半数では「検査・助言」と「経過観察」となって積極的な訓練は行っていなかった。今井ら[6]は小児構音障害の臨床について日本言語聴覚士協会の会員にアンケート調査を行い，構音に問題を有する子（4,721名）は幼児から高校生まで幅広く存在すること，知的障害や広汎性発達障害（アンケート実施時の分類）などを合併した例は全体の70%以上であったことを示した。このことから，構音の問題を訴えて受診してきた場合でも，言

注）割合（%）については引用元から修正した箇所がある。

語発達やコミュニケーションの状況のスクリーニング検査を行い，それらを見逃さないよう注意を喚起している。また，吉岡ら[7]は，ダウン症児では他の知的障害児より高い頻度で構音の異常が出現することを臨床的経験として指摘している。

　しかし，合併症（併存症）が構音障害に，どのように，あるいはどの程度影響しているのかを判断するのは難しい。吉岡ら[8]はダウン症児における構音の異常について/s/の音響分析を行い，/s/音の誤りは発達途上にみられる誤りと異常構音である口蓋化構音に類似しており，定型発達児が示す症状と類似していたと報告している。また，伊藤[9]は，知的障害児の発話の不明瞭さは多様な要因によるものであるため，話し方のみを取り上げて指導を行っても，効果が期待できないことが予想され，そのために研究も少ないと述べている。さらに訓練を実施したとしても，長期間の指導を要することが予想されるとも述べている。

　一方，ASD（Autism Spectrum Disorder：自閉スペクトラム症）児の構音訓練については，千本ら[10]が自閉症状を伴う知的障害児に対して，症例の特徴であった声門破裂音の改善を試み，簡単な会話が成立するレベルまで改善したと報告している。なお，訓練においては，構音点の視覚的提示を本児の視野の中で行ったことが効果的であったと考察している。中元ら[11]はASDと診断された幼児でも，4歳代から定型発達児同様に指導開始が可能であったことを報告している。また，山田ら[12]は有意味語の表出がなかったASD児に対して5歳5ヵ月時に拡大代替コミュニケーション（AAC）を導入したところ，子音の獲得が可能となった特異な例を報告している。

2．構音面を主訴とした症例の実際

　小児の臨床場面では，構音の問題を主訴として訓練を希望する例は多い。筆者が勤務する大学に設置している言語発達支援センターへ2017〜2018年の2年間に来所した吃音を除く40例（男27例，女13例）の主訴と初回評価時年齢を図4-1と図4-2に示した。図4-1から主訴が構音面に関するものであったのは27例（67.5%）と多いことがわかる。また図4-2からは，言語発達支援センターを初めて訪れた年齢は5歳代が最も多いことがわかる。初回評価時の保護者への問診では，「4歳頃から発音は気になりだしたが，保育園あるいはこども園の担当者からもう少し様子を見ましょうといわれた」との回答が多かった。このことが5歳代での相談例が多くなった一因と考えられる。

　初回評価時の言語障害名を図4-3に示したが，機能性構音障害と評価された例が最も多かった。問題は，主訴と言語評価が一致するかどうかである。主訴と言語障害評価名との関係を表4-1に示した。この表からわかることは，構音面を主訴としている場合のほとんどは機能性構音障害と評価され，言語の遅れを主訴としていた場合はことばの遅れがあると評価されていることである。この点に関しては主訴をそのまま受け取っても問題とはならないと思われるが，構音面のみを主訴とした中の1例はことばの遅れを認めた。なお，ここで「ことばに遅れがある」という判断は，田研出

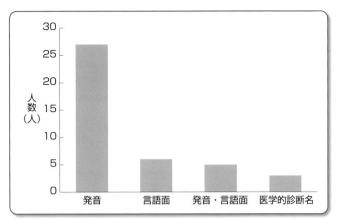

図4-1　初回来訪時の主訴

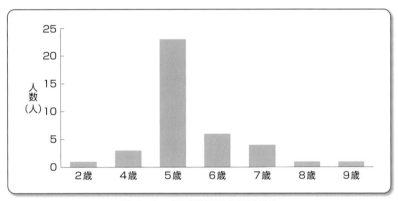

図4-2　初回評価時の年齢分布

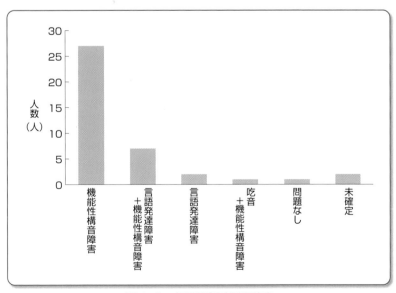

図4-3　初回評価時言語障害

表4-1 主訴と初回評価時言語障害の関係

	機能性構音障害	言語発達障害＋機能性構音障害	言語発達障害	吃音＋機能性構音障害	問題なし	未確定
発音（27）	25	1	0	0	0	1
言語（5）	0	5	0	0	0	0
発音・言語（5）	2	1	0	0	1	1
医学的診断名（3）	0	0	2	1	0	0

版の言語発達診断検査（田研式）にある「語い検査」によって算出される表出語彙年齢，あるいは絵画語い発達検査（PVT-R）から算出される理解語彙年齢が生活年齢よりも1年以上遅れていた場合とした[13]。

　ことばに遅れを認めた例が1例存在したということは，構音の問題が主訴であったとしても，その背後には何らかの問題が隠れている可能性を示唆しているものと思われる。今井[3]は「発音が不明瞭」の背景には発達障害などさまざまな問題が隠れている可能性があることを指摘している。「発音が不明瞭」という表現は「カ行がタ行になる」といった表現よりもあいまいで，その意味するところも幅広い印象を受ける。その他に筆者がよく聴取する主訴としては，「赤ちゃんことば」「滑舌が悪い」「長い文章は途中で止まる」などがあげられる。主訴が明確に構音に関するもの（例：カ行がタ行になる）でなく，「赤ちゃんことば」などであった場合は，構音以外の問題が隠れていることを考えておいたほうがよいかもしれない。

3．評価時の注目事項

　対象児の言語面やコミュニケーション面を評価している際に注意している点が，筆者にはいくつかある。初対面の子どもに対してはラポールを形成することが重要であり，その意味でフリートークは必須である。このフリートークから主訴で聴取した構音の誤りがあるのかどうかの判断ができる。すなわち，構音に関する主訴が正しいのか，あるいは，主訴以外の音にも誤りが認められるのかなどをSTは判断できる。その他に，対象児とのやりとりからコミュニケーションのとりやすさも知ることができる。また，STの問いかけに対して聞き返しが多い場合は，中耳炎などによる聴力の低下，あるいは，言語理解力に問題があるのではないかと推測することもできる。

　これらの手順をふまえて構音検査を実施している。通常は単語，音節，文章検査の順序で実施するが，筆者が構音以外に何らかの問題があるかどうかの判断の指標として重視しているのは文章検査である。4歳後半に達している場合には，文章検査で用いられている程度の文を一つの文として復唱することは可能である。ところが，時に5，6歳になっても文を区切って提示しなければ復唱できない例が認められる。この

ような例では，構音以外にも何らかの問題があるのではないかと考えている。実際そのような例に対して言語学習能力診断検査（ITPA）を実施したところ，6歳2ヵ月時に「数の記憶」は3歳0ヵ月レベル，「ことばの表現」は3歳2ヵ月レベルと落ち込みがみられた。

　上記の症例は，構音訓練を実施している最中に他の問題点に気づいた例であるが，構音障害に明確な合併（併存）症状がある場合は，構音障害と合併（併存）症状のどちらを優先的に訓練すべきかの判断が求められる。知的障害児では構音障害を合併することが多いことはよく知られている[14]。おそらく，知的障害や自閉症状がある場合は，それらに伴うことばの遅れに対応することが優先され，構音障害に対する訓練はあまり実施されていないのが現状ではないだろうか。筆者も知的障害児やASD児の訓練をすることは多いが，その内容はことばの遅れややりとりに対するものが大半である。

　知的障害児の場合は，移動運動や手の運動（巧緻性）などにも遅れがあり，当然，音声言語理解と音声言語表出にも遅れを認めることが多い。音声表出においては語の一部だけを表出するワードパーシャル（word partial）を認めることも多い。さらには，音声表出が認められない場合もある。このような場合には，構音面に焦点を当てた訓練を実施することは不可能である。定型発達においては言語理解能力が先行し，その後に言語表出能力が発達することが知られている[15]。この点を考慮すると知的障害児においてもまずは言語理解力の向上が訓練の第1目標になると考えられる。その際には，身振りや幼児語も活用し，対象児の言語力（本章では語彙力）の向上を促し，音声言語を用いたやりとりが成立するような訓練計画を立案・実施する。結局のところ，構音の問題は音声言語によるやりとりが十分に成立した後の問題となる。

　一方，ASD児ではSTからの教示が理解できず，エコラリア（反響言語）が出現し，やりとりの成立しないケースが多い。このような場合はまず，やりとりを成立させることが先決であろう。それも指さしや共同注意といった前言語期のやりとりではなく，音声言語によるやりとりが十分に成立することが必要と思われる。そうでなければ，構音器官位置づけ法などによる構音訓練を成立させることは難しいものと思われる。

　したがって，知的障害児やASD児に対する構音訓練は，通常の機能性構音障害児に対して実施するような訓練法ではなく，言語発達や音声によるやりとりを促す訓練の中で構音面に注意を払っていき，集中的に構音訓練が実施できる時期を見極める必要があると思われる。

　知的障害やASD症例など症状を明確に読み取ることができる例とは別に，何らかの問題が隠れている可能性がある点についてはすでに述べたが，そのようなときは，構音訓練自体が長期化することも保護者へ説明しておいたほうがよいと思われる。

4．構音訓練の適用となる言語発達レベルについて

　構音訓練が適用されるにはある一定の年齢に到達している必要がある。例えば，1歳児や2歳児に構音訓練を実施する人はいない。これはこの時期には構音の獲得が完成していないということを誰もが知っているからである。構音訓練の適用に関して阿部[1]は，言語発達年齢が4歳程度になってから始めたほうがよいと述べている。では，言語発達年齢をどのような尺度で測るのが適切であろうか。幼児に対する検査としては，国リハ式〈S-S法〉言語発達遅滞検査やLCスケール（言語・コミュニケーション発達スケール），ITPAなどがあり，これらはいずれも言語に関する発達年齢レベルを産出できるが，時間的な制約がある臨床では数回に分けて実施する可能性が高いことを考えると，これらの検査が第一選択となる可能性は低い。簡便な検査ではあるが，筆者は語彙レベルで理解年齢を算出できるPVT-Rを実施している。表出面に関しては，田研式を構成する検査の一つである語い検査を実施して表出語彙年齢を算出している。そこで，症例提示の節では理解および表出語彙年齢の違いによって，田研式で正呼称できた名詞においてどの程度の誤構音が生じていたのかを検討することとした。

Ⅱ　ダウン症候群例の構音訓練―幼児期

1．症例の概要（初回評価時：4歳6ヵ月，女児）

〈**主　訴**〉　母親より：ことばの指導を受けたい。

〈**医学的診断名**〉　ダウン症候群

〈**妊娠・出産・新生児期**〉　妊娠・出産時に特記事項はなし。新生児聴覚スクリーニング（OAEスクリーナー）はパス。黄疸が強く光線療法のため再入院をした。

〈**現病歴・既往歴**〉　出生後すぐに父親にはダウン症候群の可能性について告知された。その後遺伝子検査を生後1ヵ月に実施し，21トリソミーが確認された。合併症として心房心室中隔欠損症があったが，自然治癒に至った。胆道閉鎖症については生後1ヵ月に発見されたが，生後4ヵ月で経過観察終了。なお，6歳0ヵ月時には橋本病と診断された。

〈**耳鼻咽喉科所見**〉　1～2歳頃に滲出性中耳炎の疑い。

〈**眼科所見**〉　斜視があり，6歳2ヵ月より乱視用眼鏡を装用した。その結果，家ではテレビに近づいて視聴することがなくなった。

〈**発達歴**〉　定頸は5ヵ月，座位9ヵ月，始歩は1歳9ヵ月であった。初語は1歳6ヵ月であり，そのときの様子は指さしをして「アッチ」とのことであった。初回評価の4歳6ヵ月時点で二語文の発話は認められた。

〈**療育歴**〉　1歳2ヵ月からA市の療育センターにて理学療法士〔PT〕，その後作業療

法士〔OT〕（月1回），ST（1〜2ヵ月に1回）を受けた。なお，母親によるとその頃に実施したSTは絵カードを用いた聴理解課題が中心とのことであった。その後，2歳5ヵ月時にB県に引っ越しし，2歳6ヵ月からB県療育センターにてPT（週1回），OT（月1回），ST（月2回）を受け，さらに集団療法も受けていた。3歳5ヵ月時に本県に移住し，C機関でOTを月1回の頻度で受け，同時に自宅近くの保育園への通園を開始した。その後，4歳6ヵ月時に当大学の言語発達支援センターでの訓練を開始した。

〈**家族構成**〉　父親，母親との3人家族。

2．評価（4歳6ヵ月〜5歳0ヵ月時）

1）発達検査
⑴　**遠城寺式乳幼児分析的発達検査**（図4-4）
・生活年齢：4歳6ヵ月
全領域の項目で病的遅滞が疑われ，特に手の運動，発語，言語理解面の遅れが著明。

2）言語検査
⑴　**絵画語い発達検査**（PVT-R）
・生活年齢：4歳6ヵ月
・理解語彙年齢：3歳0ヵ月未満
・評価点：5（遅れている）

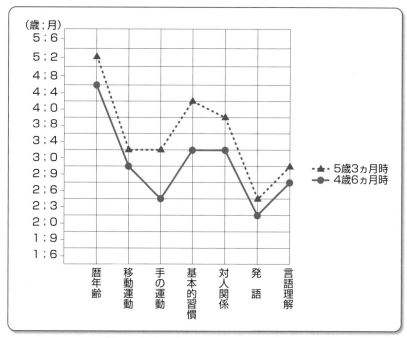

図4-4　本児の遠城寺プロフィール（4歳6ヵ月と5歳3ヵ月）

(2)　**田研式言語発達診断検査（語い検査）**

・生活年齢：4歳7ヵ月

・表出語彙年齢：3歳0ヵ月未満（粗点13）

・語彙指数：算出不能

(3)　**日本語マッカーサー乳幼児言語発達質問紙（語と文法）**

・生活年齢：4歳7ヵ月

・表出語彙数：229語

・表出語彙年齢：2歳2ヵ月レベル

3）知能検査

(1)　**大脇式知的障害児用知能検査**

・生活年齢：4歳7ヵ月

・精神年齢：3歳0ヵ月

・PIQ：65

4）聴覚機能検査

(1)　**ティンパノメトリ**

・生活年齢：5歳0ヵ月

・結果：両側C型（耳管狭窄症あるいは滲出性中耳炎の疑い）

・対応：近隣の耳鼻咽喉科受診をすすめた

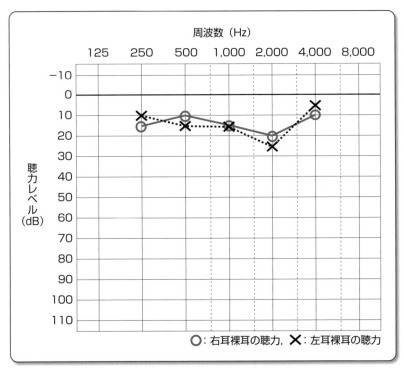

図4-5　本児のオージオグラム（8歳0ヵ月）

　(2)　**聴力検査**
・生活年齢：5歳11ヵ月
・COR（条件詮索反応聴力検査）：平均20dBHL
・生活年齢：8歳0ヵ月
・遊戯聴力検査：右15dB，左17.5dB（図4-5）

3．症例の全体像と訓練方針

　ダウン症候群による全体発達の遅れに加え，言語面では理解・表出ともに遅れが著しく，名称以外では絵カードを適切に選択することができなかった。長期的な目標としては，音声言語によるコミュニケーションの成立をあげ，訓練では事物名称による単語の聴理解力向上，機能的表現（例：「食べる」という刺激語で「御飯」を選択させる）による理解力向上を目的とした。また，音声によるコミュニケーションを成立させる手段として，事物名称の呼称力やオノマトペによる表出力の向上も図った。

4．言語指導経過

　本児に対する言語指導と語い検査との関係を表4-2に示した。
　1）第1期：4歳6ヵ月〜
　名称あるいはオノマトペによる単語レベルの聴理解，関連語による単語の聴理解，オノマトペによる表出促進，呼称促進訓練を実施した。訓練では身近なものを使用したが，名称（例：牛）でもオノマトペ（例：牛ではモー）でも聴理解は可能となってきた。音声表出はオノマトペ（牛→モーと表出）による表出が多かった。名称を表出することが多くなったとしてもワードパーシャルが多かった（例：トマト→トなど）。名称で表出する傾向（桃の絵→桃）は4歳10ヵ月頃から多くなってきたが，構音は不明瞭であった。なお，正呼称が増えてきたところで，動作語も訓練の中に組み込んでいった。

　2）第2期：5歳8ヵ月〜
　動作語の理解・表出（名詞レベルも継続）と文理解訓練を実施した。文理解課題は2文節文から3，4文節文レベルとし，音声表出は動詞のみ，あるいは二語文（助詞なし）を促した。初期は理解面のみ正反応が多く，表出面では文レベルは困難であったが，徐々に助詞なしの二語文，助詞ありの2文節文の表出が可能となっていった。

　3）第3期：6歳9ヵ月〜
　情景画を用いた単語や文レベルの聴理解・表出・PACE（Promoting Aphasics' Communicative Effectiveness）法に基づくやりとり訓練を実施した。理解面はおおむね80％程度の正反応率，音声表出は50％程度の正表出率であり，徐々に上昇していった。失語症者の訓練方法の一つとして考案された，新しい情報の交換，伝達手段の自由な選択，臨床家と患者は対等な立場，内容伝達ができたかのフィードバック，以上の4原則からなるPACE法に基づくやりとりでは，構音不明瞭ながらも絵カード（名

表4-2　本児の訓練時の様子と語い検査結果

生活年齢	訓練内容	理解と表出レベル	直近の語彙年齢
4歳6ヵ月〜	名称・オノマトペによる聴理解と表出	聴理解可能 オノマトペによる表出→ワードパーシャル呼称→名称表出（4歳10ヵ月頃から）	理解：2歳1.5ヵ月 表出：2歳7.5ヵ月 （遠城寺式乳幼児分析的発達検査による）
5歳8ヵ月〜	動作語の理解・表出 文理解課題の追加	3，4文節文の理解は可能だが，表出は動詞のみ→徐々に助詞なし二語文の表出可能	理解：3歳7ヵ月 表出：3歳2ヵ月
6歳9ヵ月〜	情景画を用いた単語や文レベルの聴理解・表出， PACE法に基づくやりとり訓練	理解面はおおむね80％，音声表出は50％程度の正反応率 構音は不明瞭であったが，意味を伝えることはできていたフリートークでは会話明瞭度3（話題を知っていればわかる）程度	理解：3歳6ヵ月 表出：4歳2ヵ月
7歳9ヵ月〜	成人用絵カード（例：ハンドバッグ等）を用いた語彙レベルの訓練	聴理解は可能であったが，呼称は無反応あるいは使い慣れた名称に変換（例：ハンドバッグ→カバン）	理解：3歳10ヵ月 表出：4歳5ヵ月
8歳10ヵ月〜	成人用絵カードを用いての文理解・表出	文理解は可能であったが，表出は語彙の誤り（例：ドア→窓）や擬音語での表出（例：釘を打つ→釘をドーン）が認められた	理解：5歳0ヵ月 表出：4歳4ヵ月

詞）に関連する音声表出は可能であり，意味を伝えることができていた。しかし，フリートークにおける構音はかなり不明瞭であり，会話明瞭度は3（話題を知っていればわかる）程度であった。

4）第4期：7歳9ヵ月〜

　単語レベルの聴理解・呼称を実施した。ここからは成人用絵カードを用いて，成人が使用する語彙の理解と表出を試みた。結果として理解は可能であったが，表出（呼称）は使い慣れた名称を用いることが多かった。

5）第5期：8歳10ヵ月〜

　成人用絵カードを用いて，文レベルの理解・表出を実施した。結果，文理解は可能であったが，文表出は語彙の誤り（例：ドア→窓）や擬音語での表出（例：釘を打つ→釘をドーン）が認められた。

5．言語指導中の評価

1）遠城寺式乳幼児分析的発達検査

　生活年齢5歳3ヵ月時に実施した結果を図4-4に示した。全体としては4歳6ヵ

月時と比較して伸びは認められるが，依然として全体的に遅れており，特に言語面での遅れが顕著であった。

２）語彙年齢の変化と構音の誤り率について

表出と理解それぞれの語彙年齢変化を図4-6に示した。この図を見ると，測定時期によって多少の違いはあるものの，全体としては表出語彙年齢と理解語彙年齢に大きな差はなかった。

次に，田研式の語い検査で正呼称できた単語にどの程度構音の誤りがあったのかを語彙年齢との関係でみたのが図4-7である。この図から，語彙年齢が上昇するのに伴って構音の誤り率は減少傾向にはあるが，その傾向は右図の理解語彙年齢との方が強く4歳レベルになったときに著しく減少していることがわかる。

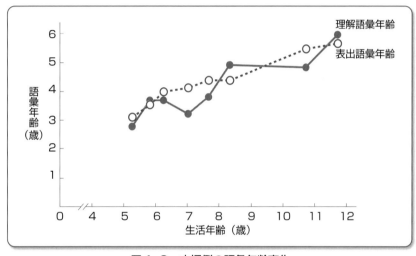

図4-6　本児例の語彙年齢変化

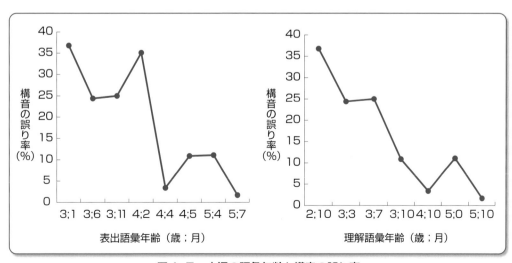

図4-7　本児の語彙年齢と構音の誤り率

6．構音検査結果

1）構音器官の形態と機能

器質的な異常はなかった。

2）新版　構音検査

本児症例に対する構音に関する経過は表4-3に示した。表に示したとおり，7歳1ヵ月の構音検査では単語レベル，音節レベルともに省略と置換がほとんどであった。単語検査，音節検査ともに誤りの起こり方には一貫性があったが，誤り方に一貫性はなかった。なお，このときの理解語彙年齢は3歳6ヵ月，表出語彙年齢は4歳2ヵ月であった。理解語彙年齢が4歳レベルに達していなかったため，積極的な構音訓練ではなく，語彙力の向上を中心とした言語訓練を実施した。

9歳7ヵ月時に再度実施した構音検査の結果も表4-3に示した。構音の誤り率は著しく減少していた。また，誤りの起こり方と誤り方には一貫性が認められた。語彙年齢も理解・表出ともに4歳レベルを超えていたが，学業面を考えて訓練としては言

表4-3　本児の構音検査結果と方針

年　齢	構音検査結果	言語検査結果および方針
7歳1ヵ月	〈単語検査〉 /n/（ナ行）→省略， /ɴ/（ン）→/:/（長音）， /r/（ラ行）→省略，/n/（ナ行），/j/（ヤ行），/dʑ/（ザ行）→/dʑ/（ジャ行）， /s/（サ行）→/ɕ/（シャ行）， /dʑ/（ジャ行）→省略 /t /（タ行）→/d/（ダ行）， /k/（カ行）→省略 〈音節検査〉 /nɯ/（ヌ）→/mɯ/（ム）， /nʲɯ/（ニュ）→/mjɯ/（ミュ）， /dʑ/（ザ行）→/dʑ/（ジャ行） （ただし/dʑe/（ゼ）はOK）， /rɯ/（ル）→/mɯ/（ム）， /ho/（ホ）→/fo/（フォ）， /rʲ/（リ，リャ行）→/dʑ/（ジャ行）， /j/（ヤ行）	理解語彙年齢：3歳6ヵ月 表出語彙年齢：4歳2ヵ月 〈方針〉 理解語彙年齢のレベルが4歳レベルに達していないため，構音訓練よりも語彙力の向上を目標とした訓練を実施
9歳7ヵ月	〈単語検査〉 /dʑ/（ザ行）→/dʑ/（ジャ行） 〈音節検査〉 /nʲo/（ニョ）→/no/（ノ）， /dʑ/（ザ行）→/dʑ/（ジャ行）， /ho/（ホ）→/fo/（フォ）	理解語彙年齢：5歳0ヵ月 表出語彙年齢：4歳4ヵ月 〈方針〉 言語力を伸ばす訓練を中心に行い，単語レベルでの誤構音をその都度修正することとした

語力の向上を目標とした訓練を実施した。ただし，呼称などで構音の誤りが認められたときには，STが修正模倣を行い，その後に1回のみ復唱してもらった。

7．まとめ：知的障害児に対する構音訓練をめぐって

　知的障害児に対して構音訓練を実施する場合（本症例ではダウン症候群），物品名の呼称が可能な言語レベルにあるかどうかが最初のポイントとなる。幼児語やオノマトペによる音声表出が多数を占める状況では，構音訓練は成立しないものと思われる。また，知的障害児は知的能力のみに問題を有するのではなく，運動能力の低下，特に筋緊張の低下を示すことが多い。知的障害児の発話の不明瞭さは多様な要因によるという指摘[9]も，これらの点を念頭においているものと思われる。さらには，本症例のようなダウン症児の場合は，伝音難聴の程度にも留意する必要がある[16]。これらの問題をすべてクリアしたときに初めて構音訓練が成立するものと考える。そして，これらの問題をある程度クリアできた時点で，単語レベルの構音はかなり改善されている印象をもっている。しかし，文章レベルや自由会話における構音障害は改善していないことが多く，文レベル以上の構音改善は，別に実施する必要があると思われる。

　以上のように，構音障害を伴う知的障害児に対して構音訓練を行う際には，まずは言語発達の促進を第一優先課題とすべきで，構音面に直接アプローチを行わない理由を，保護者に十分な説明をする必要がある。

Ⅲ　ダウン症候群例の構音訓練―学童期

1．症例の概要（特別支援学級3年生，9歳，女児）

〈**主　訴**〉　母親より：発話が不明瞭で聞き取れない（正しく出ている音は母音とタ行のみ）。

〈**医学的診断名**〉　ダウン症候群，知的障害

〈**発達歴**〉　定頸：3ヵ月，座位：1歳2ヵ月，始歩：2歳6ヵ月，指さし：3歳，始語：4歳

〈**療育・教育歴**〉　生後5ヵ月に心室中隔欠損の手術，以降，A病院遺伝科において発達や聴力等の定期的な検査を行う。2歳から3歳まで療育園の集団訓練（月1回）とOT訓練（月1回），年少から幼稚園に通いながら，療育園においてPT訓練（月1回）。4歳で療育手帳A判定（重度）を取得し，6歳で特別支援学級に入学，9歳2ヵ月から当クリニックにおいて言語訓練を開始した。

〈**家族構成**〉　父親，母親，兄との4人家族。

〈**聴力検査結果**〉　新生児スクリーニング検査：異常なし。生後6ヵ月から現在：A病院遺伝科において定期的な聴覚検査を実施（半年に1回）しており，異常なし。

2．検査，評価（9歳1ヵ月時）

1）耳鼻咽喉科所見

両鼓膜所見異常なし。

2）聴力検査結果

9歳3ヵ月，遊戯聴力検査，平均聴力レベル，右：6.0dB　左：20.0dB。

3）言語検査結果

(1)　国リハ式〈S-S法〉言語発達遅滞検査

・理解面：三語連鎖は2/2形式可，統語方略「語順」は困難→3歳代レベル

・表出面

語彙：事物名称は成人語で表出しているが，母音での表出や子音や音節が脱落した発話中心（例：kuruma（クルマ）→uua（ウウア），hikouki（ヒコウキ）o:ti（オーチ））。動作語は身振りや事物名称の表出（例：切る→ハサミ，食べる→ゴハン）となり，困難

語連鎖：二語連鎖は一部可，三語連鎖は困難→2歳代レベル

(2)　絵画語い発達検査（PVT-R）

語彙年齢：3歳未満　評価点：1

(3)　質問－応答関係検査（簡易版）

2歳後半レベル

4）構音検査結果

(1)　構音器官の形態と機能

異常なし。

(2)　新版 構音検査（音節検査結果のみ抜粋）

・1回目で表出可（安定）：母音，パ行，バ行，タ行，ダ行，me（メ），mi（ミ）

・何回か繰り返し模倣を促すと可（浮動的）：/ka/（カ），/ko/（コ），/go/（ゴ），/wa/（ワ），/ya/（ヤ），/yo/（ヨ），/yu/（ユ）

・未獲得：/ma/（マ）→/ba/（バ），/mo/（モ）→/bo/（ボ），/mu/（ム）→/bu/（ブ），ナ行→ダ行，/ke/（ケ）→/e/（エ），/ku/（ク）→/tyu/（チュ），/ki/（キ）→/ti/（チ），/ga/（ガ）→/da/（ダ），/ge/（ゲ）→/de/（デ），/gi/（ギ）→/i/（イ），サ行・ハ行・ラ行は子音が脱落

5）観察情報

着席し，提示した課題にはすべて応じることはできたが，途中，自信がない課題になると横を向いてしまうことがあった。課題量を減らし，課題を変えることで切り替えることができた。自発話は，音節や子音の脱落や未獲得音が多く，何を話しているか理解できず，保護者による解説が必要だった。

３．全体像の整理と訓練方針

　３種類の言語検査を実施した結果，言語発達レベルは２～３歳代であった。構音については，単音レベルで未獲得な音が多く，単語レベルでは音節や子音が省略されているので，初めて会った人には理解しにくい発話であった。ことばでの表出では伝わりにくいという自覚があるのか，本児から産生される語彙の半分くらいは身振りを用いている印象であった。身振りで表出した際にことばでの表出を促すと，不明瞭ながら表出するときと下を向いて黙ってしまうときがあった。構音訓練は発達レベルで４歳以上を対象としていることから，本児の主訴は構音不明瞭ではあるものの，優先する訓練はことばの理解面や表出面に関する言語発達訓練であることを保護者に伝え，了承を得た。

　話したことが相手に伝わらないという経験を重ねてしまうことで，コミュニケーション意欲の低下につながらないよう，確実に伝わるコミュニケーション手段（身振り，コミュニケーションノート等）の獲得を検討するとともに，３歳前後の理解力ではあるものの，課題を行う態勢が安定していること，検査場面において何回か模倣を促せば正しい音を表出できたことから，言語発達訓練をメインに行いながら，試しで構音訓練に応じられるかを探ることにした。訓練頻度は言語発達の訓練が主であることから，まずは月１回で開始し，保護者への助言を含めて１回あたり１時間とした。

　言語発達の訓練方針は，理解面では，語彙の拡大，複雑な文の理解等，表出面では，相手に確実に伝わるコミュニケーション手段を検討するとともに，語彙の拡大（特に動作語），二語連鎖表出の安定とともに三語連鎖の獲得を目指す。質問・応答関係では，「報告」や「仮定」等を実施する。また，記銘，音韻認識の向上についても対応する。構音については，浮動的な単音を安定させることから開始する。

４．構音訓練経過（９歳２ヵ月より訓練を開始）

１）構音訓練を実施するうえで心がけたこと

　本児が「できるかもしれない」と思えるようにスモールステップの目標を設定し，訓練中はSTの指示に従えていることを細やかにフィードバックすることを意識した。最初は単音の模倣という単調な課題から開始したため，報酬，気分転換，視覚的に終わりを提示して集中力を維持することを目的として，模倣後にペグを１個入れてもらう工夫を行った。

２）宿　　　　題

　訓練時に学習した内容を１ヵ月後の次の訓練まで維持することを目的に，毎回宿題として訓練の場で８～10割安定した課題を保護者に伝え，家庭で実践してもらった。

３）訓練経過の概要

　初回評価において何回か模倣を促せば正しく構音できたka（カ）とko（コ）から開始し，単音の安定を目指した。初回訓練時に，確認のため音節復唱検査の再評価を

行ったところ，初回検査場面では正しく発音できていた「パ行」「バ行」「マ行」が浮動的であることが明らかとなった。獲得はしているものの浮動的な単音が多かったため，まずは，単音を丁寧に発音する意識を高めることを目標として掲げ，単音が安定してもステップアップはせずに他の不安定な単音の訓練を行った。その後，「パ行」では/pe/（ぺ），「バ行」は全音の訓練を行った。「マ行」は，「鼻から息を大げさに出す見本を示す」「鼻から息が出ていることを絵で示す」「鼻の下に指を置いたり，鼻息鏡を用いて鼻から息が出ていることを確認する」方法で誘導したところ，近似した音が出るようになった。課題拒否はなく，STの誘導に従って正しい音を出そうという態勢が安定していることを確認することができた。しばらく「パ行」「バ行」「マ行」の単音の安定を試みたが，どの音が鼻から息を出すのか混乱する様子がみられたため，「バ行」に絞って訓練を進めた。訓練3回目には，STの「OK」「バッチリ」などのフィードバックに対して手を叩いて喜ぶ等，楽しみながら前向きに訓練に取り組んでいたので，保護者と相談し，本格的ではないが10〜15分程度の構音訓練を継続することとした。

　単語レベルに入った際に，ひらがな文字の学習に偏りがあることが判明した。保護者からの情報どおり，ひらがな文字を逐次読みをすることはできたが，文字単語を読んでもその単語が表す意味を理解していないことが明らかとなった。また，みかんの絵を見てみかんと言うことはできるが，絵を見て文字で書くよう指示しても固まってしまった。「みを書いて」「次はかを書いて」と次に書く文字を逐一指示しなければ「みかん」と書くことができず，この状態は他の単語でも同じであった。文字を読むことは可能であり，指示すれば文字を書くことはできるが，文字単語と意味と結びついていない，単語を構成する音の順番に対する意識が弱いという偏ったひらがな文字の獲得状態に対して，音韻認識の改善にもつながることが期待できるため，ひらがな文字を包括的に再学習することを立案し，図4-8，図4-9のステップ[17]で文字訓練を実施した。文字訓練は，訓練場面で見本を示し，主に家庭で行ってもらいながら，訓練では，文字単語の横に絵を書く，2文字単語を中心に行う，文字を指標に1文字ずつ指さしながらゆっくり復唱を促す等，単語レベルにおける効果的な訓練方法を模索しながら単語レベルまで訓練を進めた。

　6回目（9歳7ヵ月時）あたりから訓練場面において自己修正するようになった。9回目（9歳10ヵ月時）の言語発達課題の絵カードの呼称訓練において，語彙によって明瞭度がはっきり分かれたため，保護者に確認したところ，明瞭に表出できた語彙は，家庭で行っている「絵と文字チップ構成課題」で実際に行った語彙であったことが判明したので，ひらがな文字学習が構音に良い影響を与えていることを改めて保護者にフィードバックした。その後，自己修正が少なくなり，1回目に正しく発音できることが増えた。また，12回目（10歳1ヵ月時）には困難であった3単位の記銘が安定してきたので，バ行，ダ行，マ行について，単語から2単語レベルで安定を目指した。13回目（10歳2ヵ月時）には，「絵と文字チップ構成課題」が五十音で実施できる

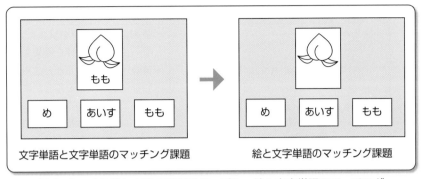

図4-8　ひらがな文字の獲得ステップ１：絵と文字単語のマッチング

※ステップ１で20語程度結び付いたらステップ２へ
（佐竹恒夫，小寺富子，倉井成子　他：〈S‐S法〉言語発達遅滞訓練マニュアル〈1〉，pp.122-134，
エスコアール，1991より一部改変）

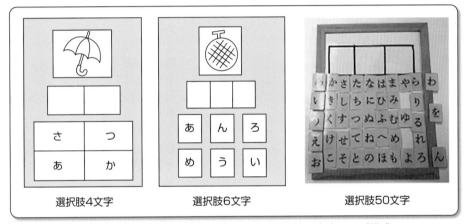

図4-9　ひらがな文字の獲得ステップ２：絵と文字チップ構成

（佐竹恒夫，小寺富子，倉井成子　他：〈S‐S法〉言語発達遅滞訓練マニュアル〈1〉，pp.122-134，
エスコアール，1991より一部改変）

ようになり，子音の脱落が目立たないようになってきた。13回目（10歳２ヵ月時）は，図4-9の「絵と文字チップ構成課題」の選択肢を五十音で行っている状況であったが，子音の脱落が減ってきて，フリートークでは「ポテト」「おもちゃ」など昼ごはんに食べたものやおまけについて明瞭に伝えることができるようになっていた。また，生活場面において相手に伝わらないときに自発的に言い直すようになったという情報が保護者から得られた。20回目（10歳９ヵ月時）には，家庭においても身振りは一切使わず，訓練場面のフリートークではまだ不明瞭さは残るものの，わからないところについて「ゆっくり話して」と伝えると，STが把握していない学校の様子も本児の説明だけで大まかに理解できるようになった。

４）訓練経過

　訓練の経過（10歳６ヵ月まで）を以下の表に示す。

年　齢	訓練を行った音	誘導方法など
9歳2ヵ月	・/ka/（カ）/ko/（コ）	・最初に構音訓練を試みたが，嫌がったので，言語発達訓練を優先した ・単音：模倣を促したところ，後半は，正しい音が表出できる割合が増えた
9歳3ヵ月	・/ka/（カ）/ko/（コ） ・パ行・バ行・マ行	・単音：安定を促した ・単音：パ行・バ行・マ行の単音を確認したところ，全体的に浮動的であったため，/pe/（ペ）とマ行を新たに訓練音に加えた
9歳4ヵ月 9歳5ヵ月 9歳6ヵ月	・/ka/（カ）/ko/（コ） ・/pe/（ペ），マ行	・単音：/ka/（カ）と /ko/（コ）は安定 ・単音：/pe/（ペ）は数回正しい音が出る程度，マ行は不安定であった
9歳7ヵ月 9歳8ヵ月	・/mi/（ミ） ・/be/（ベ）以外のバ行	・単音：安定した /mi/（ミ）についてステップアップを試みた ・母音との結合：ゆっくりではあるが可能であった ・単語：語頭音の模倣は可能であったが，語尾音は困難であった ・単音：安定した ・母音との結合：ゆっくりの速度で可能であった。自己修正がみられた
9歳9ヵ月 9歳10ヵ月	・バ行 ・/mi/（ミ）	・単音：安定した ・母音との結合：後半は安定した ・単音：直前に行った /bi/（ビ）に置換し，どの音が鼻から息を出す音であるか混乱した
9歳11ヵ月	・/bu/（ブ）/bo/（ボ）	・単語：日常会話速度よりもゆっくりではあるが，文字単語を見ながらであれば，模倣は可能となった ・文：2単語の模倣は困難であった
10歳0ヵ月 10歳1ヵ月	・パ行・バ行	・単語：文字を見ながらの音声模倣は安定し，文字を見ない状態での模倣は困難であったが，後半安定した ・文：2単語は覚えられなかったため，言語発達訓練において聴覚的記銘力の訓練を追加した
10歳2ヵ月	・/da/（ダ） ・他の音の確認	・単語：安定を目指した ・ハ行：/fu/（フ）が良好であった ・/si/（シ）：記号を書いて促すと単音は表出可能であった，文字（し）にすると困難であった ・ラ行：単音では困難であったが，最初に母音をつけて（例：/a + ra/）模倣を促すと /ra/（ラ）は可能であった

10歳3ヵ月	・/da/（ダ）	・単語：語尾音まで可能，語中音は不安定であった
	・/si/（シ）	・単音：後半安定した
10歳4ヵ月	・タ行・ダ行	・単語：語尾音と語中音の模倣が安定した
	・/si/（シ）	・母音との結合：後半安定した
		・単語：不安定であった
10歳5ヵ月	・/si/（シ）	・単語：語頭音の読みの安定を促した
	・マ行の確認	・単音：/ma/（マ）以外は1回目で表出可能
10歳6ヵ月	・/si/（シ）	・母音との結合：安定を促す
	・/mu/（ム）以外のマ行	・母音との結合：安定を促す

　表に示した後の22回目（10歳11ヵ月時）には，ナ行とサ行以外の単音は獲得した。

5．まとめ

　本児の訓練の主体は言語発達訓練であり，構音訓練は試しで行ったが，構音方法を変えてみようとする行動がみられたため，単音の安定を中心とした構音訓練を継続した。音が浮動的であるため，その都度確認しながらその日に対応する音を選択した。知的障害がある場合は，構音訓練に必要となる理解力，音韻認識力，記銘力等，基礎的な力も並行して訓練を行う必要がある。また，獲得したことが安定するにも時間がかかり，時には何段階か下がってやり直しをすることもあるが，正しい音を表出するという意識が高まると，訓練の進度が早まった。17回目（10歳6ヵ月時）には，兄と親が話しているところに割り込んでいく，学校での出来事を自発的に報告，24回目（11歳1ヵ月）には，校内で先生に会うと自発的に丁寧なあいさつをするようになり，職員室で評判になっているという担任情報を保護者から伺った。これらの報告から，相手に伝わる経験が増えたことで，コミュニケーションが積極的になってきたことが明らかとなった。フリートーク場面では単語発話中心であったが，10回目（9歳11ヵ月時）には2語連鎖発話の表出，11回目（10歳0ヵ月時）には助詞の活用，12回目（10歳1ヵ月時）には過去の経験を答える，21回目（10歳10ヵ月時）には3語連鎖発話の表出がみられた。言語発達が促進されたため会話明瞭度が改善したのか，それともその逆なのか，順番については明らかではないが，話すことに自信がつき，生活において自発的に話す場が増えたことが構音にも言語発達にも良い影響を与えたと考えられる。

Ⅳ　幼児期から学童期まで経過を追えた自閉症例

1．症例の概要

〈**主　訴**〉　母親より：通園施設では身辺支援のみなので，ことばの訓練を受けたい。
〈**診断名**〉　自閉症（4歳4ヵ月）

〈**現病歴**〉　1歳6ヵ月健診で保健師より，ことばの遅れ，視線が合わないと指摘された。2歳から月1回の発達相談を受け，3歳10ヵ月からは居住する市内にある通園施設に毎日通園し，身辺支援中心の療育を受けていた。初回評価時4歳5ヵ月の男児。

〈**既往歴**〉　妊娠中には特記事項なし。出産は吸引分娩であった。

〈**発達歴**〉　定頸3ヵ月，始歩1歳頃であったが，初語については1歳半頃にはあったとのことであった。

〈**家族構成**〉　父親，母親との3人家族。

〈**初回評価（4歳5ヵ月）時の様子**〉　アイコンタクトはあったが，クレーン現象が認められた。言語面について構音は不明瞭，発話は単語レベルが主でありワードパーシャルも認められた。なお，二語発話は「アッチ，イヤー」などはあったが，内容語を含む発話は認められず，コミュニケーション手段として音声言語を用いることは困難であった。しかし，1歳6ヵ月時には名前を呼ぶと反応可能とのことであった。

2. 評価（4歳5～10ヵ月時，6歳8ヵ月時，12歳6ヵ月時）

1）発達検査
(1)　遠城寺式乳幼児分析的発達検査（図4-10）
・生活年齢：4歳5ヵ月

対人関係と発語，言語理解に著明な遅れを認めた。

2）言語検査
(1)　絵画語い発達検査（PVT-R）
・生活年齢：4歳5ヵ月
・理解語彙年齢：3歳0ヵ月未満
・評価：5（遅れている）

(2)　田研式言語発達診断検査（語い検査）
・生活年齢：4歳10ヵ月
・表出語彙年齢：3歳10ヵ月
・語彙指数：79

(3)　幼児・児童　読書力検査（金子書房）
・生活年齢：6歳8ヵ月
・読書力偏差値：47
・段階評価：5段階中3（中）

3）知能検査
(1)　大脇式知的障害児用知能検査
・生活年齢：4歳5ヵ月
・精神年齢：4歳0ヵ月
・PIQ：91

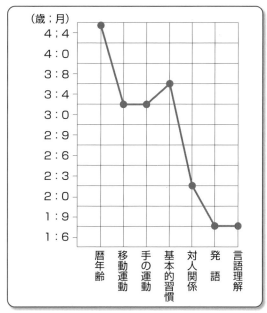

図4-10　本ASD児の遠城寺プロフィール（4歳5ヵ月時）

4）標準純音聴力検査

・生活年齢：12歳6ヵ月
・平均聴力レベル：右8.8dB，左11.3dB

3．症例の全体像と訓練方針

　非言語性知能は平均的であったが，PVT-Rは評価不能であり，語彙理解力の遅れが著明であった。また，音声言語によるコミュニケーションは困難であった。訓練方針（目標）としては，理解面では単語名による聴覚的理解力の向上，表出面ではコミュニケーション手段の一助として身振りなどによる表出行動の促進とした。

4．言語指導経過

　本児は訓練開始当初はエコラリアなどの症状が認められ，やりとりが困難であった。そこで，本児が正反応可能な単語レベルの聴理解訓練から実施した。主な言語指導経過と語い検査の結果を表4-4[18]に示した。この表から当初は単語（名詞，動詞）レベルの訓練から始まり，やりとりが容易になっていくのに伴い二語文へと進んだ。5歳前にはWH－疑問文レベルの訓練まで実施できるようになった。さらには，情景画を用いた訓練へとレベルアップしていった。しかし，言語表出レベルは5歳10ヵ月になっても3文節文レベルであった。なお，6歳8ヵ月からはSocial Skill Trainingとして入学後の生活パターンを意識した訓練も実施した。なお，就学前に実施した幼児・児童読書力検査では，読書力偏差値47で段階評価は5段階中3であった。小学校は普通学級に入学し，特別支援学級に通級することとなった。

表4-4　本ASD児における訓練時の様子と語い検査結果

生活年齢	訓練内容	反応と表出レベル	直近の語彙年齢
4歳7ヵ月〜	名詞・動詞の聴理解 二語文の聴理解 玩具遊び	エコラリアあり 時に二語文発話あり わからないときには訓練者を見る どうぞ→「ありがとう」の応答可能	理解：1歳7ヵ月 表出：1歳7ヵ月 （遠城寺式乳幼児分析的発達検査より）
4歳11ヵ月〜	WH-疑問文 情景画でのQ&A	答えをpointingしておけばOK 3文節文レベルで反応	理解：3歳2ヵ月 表出：3歳10ヵ月
5歳10ヵ月〜	3〜4文節文の聴理解 情景画の説明	全問正反応傾向 訓練者が指させば3文節文レベルで表出可能	理解：3歳5ヵ月 表出：4歳6ヵ月
6歳8ヵ月〜	Social Skill Training （1日の流れ）	順序を口頭でも行動でも説明可	理解：4歳1ヵ月 表出：4歳11ヵ月

（吉岡豊：言語発達に遅れがある子どもの語彙力に関する研究，p.49，新潟大学大学院博士論文，2015を一部改変）

5．語彙年齢の変化と構音の誤り率について

　本児の語い検査の変遷を図4-11に示した。この図からは表出語彙年齢が理解語彙年齢よりも一貫して高い傾向にあることがわかる。このような傾向はで筆者も指摘しており[13]，ASD児が語い検査上示す特徴の一つと思われる。なお，本症例に対して構音訓練を開始したのは7歳0ヵ月であったが，そのときの語彙年齢は，表出面，理解面ともに4歳レベルに到達していた。

　系統的構音訓練を開始するにあたっては，言語発達年齢で4歳程度になってから開始したほうがよいと指摘されている[1]。そこで，言語発達年齢の指標として用いた語い検査による語彙年齢と，正呼称した名称のうちどの程度構音に誤りがあったのかをみた。なお，表出語彙年齢は田研式で，また，理解語彙年齢はほぼ同時期に実施したPVT-Rを用いた。その結果を図4-12に示した。図の左が表出語彙年齢との関係，右が理解語彙年齢との関係を示している。この図からは理解語彙年齢のほうが構音の誤り率の減少との関係が強い傾向にあることがわかる。

6．構音検査および構音訓練

　実際の構音訓練は7歳0ヵ月時から1年7ヵ月間実施し，その後は言語およびやりとりの訓練を実施しながら経過観察とした。なお，構音訓練開始時に最も近い時期に実施したPVT-Rでは，理解語彙年齢は4歳8ヵ月であり，阿部[1]が指摘する言語発達年齢4歳を超えていた。構音検査の結果は以下のとおりであった。

　・**単語検査**：/s/（サ行）→/t/（タ行），/ki/（キ）→/tɕi/（チ），

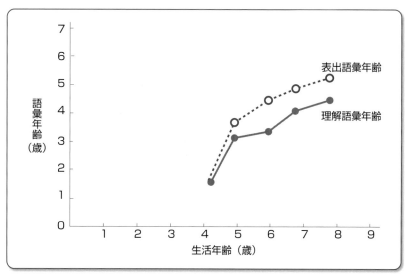

図4-11　語彙年齢の変化

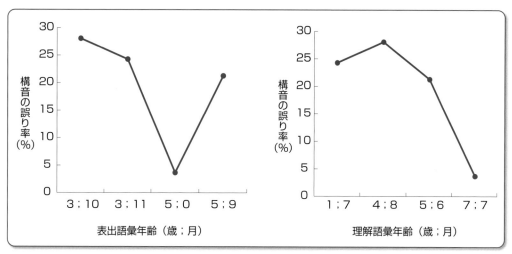

図4-12　本ASD児の語彙年齢と構音の誤り率

　　　/dz/（ジャ行）→/d/（ダ行），/ɕ/（シャ行）→/tɕ/（チャ行），

　　　/n/（ナ行）→/m/（マ行）

・**音節検査**：/gi/（ギ）→/dʑi/（ジ），/gʲ/（ギャ行）→/dz/（ジャ行），

　　　/s/（サ行）→/t/（タ行）（/sɯ/（ス）はOK），

　　　/ɕ/（シャ行）→/k/（カ行），/tɕ/（チャ行），

　　　/dz/（ジャ行）→/d/（ダ行），/ɾɯ/（ル）→/nɯ/（ヌ），

　　　/ɾʲo/（リョ）→/bʲo/（ビョ），/ɾʲo/（リョ）→/ju/（ユ）

　誤りの起こり方と誤り方には一貫性があった。なお，直近の語い検査は7歳8ヵ月時に実施したものであったが，表出語彙年齢は5歳3ヵ月，理解語彙年齢は4歳8ヵ

月と4歳レベルを超えていた。構音類似運動に関しては口形模倣が困難であり，運動そのものも拙劣（clumsy）傾向にあった。また，開口や閉口，挺舌を10秒程度維持しておくことも困難であった。構音の誤りは置換であり，声門破裂音などの異常構音は認められなかった。

　　訓練経過を以下の表に示す。

年　齢	訓練を行った音	訓練方法・結果など
7歳0ヵ月	・/s/（サ行音）（特に/sɯ/（ス音））	・舌の脱力訓練 　舌に水滴をのせて10秒程度こぼさずに維持 ・/θ/を/s/の代用音として訓練を実施（舌を歯間に挟んで狭めをつくり，中央部から息出し）
7歳2ヵ月	・/s/（サ行音）	・/s/→/o/，/s/→/e/，/s/→/a/と分節しての構音から連続しての構音へ
7歳5ヵ月	・/sa/（サ），/sɯ/（ス），/se/（セ），/so/（ソ）が語頭にくる単語の構音訓練	・/sɯ/（ス）と/so/（ソ）は良好だが，/se/（セ）と/sa/（サ）は時に置換あり
8歳1ヵ月	・/s/（サ行）が語尾にくる単語の構音訓練	・1音ずつゆっくりであればOK
8歳4ヵ月	・/s/（サ行）が語中にくる単語の構音訓練	・1音ずつゆっくりであればOK
8歳7ヵ月	・/s/（サ行）文レベルの構音訓練	・注意を促せばOK 　　　以後は経過観察

※訓練期間中，/s/音は一貫して/θ/になっていた。

　　訓練は/s/音と/sɯ/から開始したが，前段階として舌の脱力訓練を実施した。具体的には水滴を舌に数滴垂らして，それをこぼさずに10秒間安定して維持できるようになるまで実施した。/s/音の産出に関しては実際には/θ/音を用いた。その理由は，/θ/のほうが視覚的に提示しやすいこと，日本語において/s/と/θ/では意味の違いが生じないことがあげられる。

　　訓練開始2ヵ月後には/θ→ɯ/の構音が可能となってきたが，/θo/は/θɯ→o/になる傾向が強かった。その他の/sa/，/se/，/so/に関しては/s/→/a/，/s/→/e/，/s/→/o/と分節して構音するレベルから始めたが，すべて/θɯ→a/，/θɯ→e/，/θɯ→o/となっていた。/s/行音の中で最も確実に構音可能な/θɯ/音を対象として/sɯ/が語頭にくる単語の発音訓練を行ったが，/θ/が時々/f/に置換し，誤構音の起こり方と誤り方に一貫性が弱くなり，発音検査時とは傾向が異なっていった。また，訓練を重ねるうちに/θ/の弱音化も認められるようになった。その後，順次/so/，/se/，/sa/が語頭にくる単語で訓練を行ったが，舌がやや前方に移動する/se/と口形が大きく変化する/sa/は構音が困難であった。また，7歳5ヵ月には/sɯ/と/so/に関しては依然として/θ/であるものの，語頭にくる単語の構音は良好となった。8

歳1ヵ月になると1音ずつゆっくり構音すれば/s/行音が語尾にくる単語も構音良好となった。その後，8歳4ヵ月には/s/行音が語中にくる単語，8歳7ヵ月には/s/行の文レベル訓練を実施した。なお，訓練期間中には/s/は/θ/のままであり，小学校卒業時も同じ傾向であったが，中学3年となった時点では/s/になっていた。

7．学業成績について

小学校入学後1年3学期の成績では「大変よい」「よい」「がんばりましょう」の3段階評価で「がんばりましょう」がなくなった。

8．ま と め

本児の訓練経過をまとめると以下のようになる。まず，本児と言語的なやりとりが可能なレベルで訓練を実施した。その後は，やりとり能力の向上に伴って順次言語課題のレベルを上げていき，就学前の6歳8ヵ月からは1日の流れをSocial Skill Trainingで学習することが可能となっていた。構音検査や訓練を実施した際にも構音類似運動が拙劣で，開口などの運動維持も困難であった。構音が改善したのは中学生のときであった。

本児に対する構音訓練は就学前ではなく7歳から開始している。機能性構音障害児単独例と比較して，ASD児の構音訓練は難しい。その理由としては少なくとも以下の点があげられる。

① ASD症状によってやりとりが困難である。
② ASD症状に伴う言語発達の遅れ，特に理解面の遅れが構音運動方法の教示の理解を妨げる。
③ 構音面に関わる運動が拙劣な場合が多い。
④ 構音の改善が認められるまでには長期間を要する可能性が高い。

以上4点は，ASD児に構音訓練を実施する際には考慮しなければならない点だと思われるが，就学前から言語訓練を行うことが多いSTにおいては，①のやりとりの成立と，②言語理解能力の向上を図る訓練を実施することが先決であり，それが可能となって初めて，構音面へのアプローチが可能となるものと思われる。

V　中学部から構音訓練を開始したASDに知的障害を合併した例

1．症例の概要（特別支援学校中学部1年，12歳，男児）

〈主　訴〉　母親より：発話不明瞭で伝わりにくい。苦手な音がある。
〈医学的診断名〉　自閉スペクトラム症（ASD），知的障害
〈発達歴〉　定頸：5ヵ月，始歩：1歳半頃，指差しの出現：3歳頃，始語：6歳

〈**療育・教育歴**〉　10ヵ月児健診では「ハイハイ」等の多くの項目が未達成となり，大きな病院の受診をすすめられたが未受診，3歳児健診後から親子教室（月1回）に通う。3歳8ヵ月時に自閉スペクトラム症（ASD），知的障害と診断された。年少から3年間幼稚園に通いながら（年中から加配の先生が配置），4歳1ヵ月から小学部1年生まで療育園にてOT訓練（月1〜2回）とST訓練（3ヵ月に1回），年少から年長まで地域のことばの相談室において個別訓練（月1回）と集団訓練（月1回）に通う。5歳0ヵ月時に療育手帳A判定（重度）を取得し，6歳で特別支援学校小学部（知的障害）に入学，現在特別支援学校中学部に在籍している。12歳9ヵ月時に特別支援学校を定期的に巡回しているSTに個別言語訓練をすすめられ，13歳0ヵ月より当クリニックにて言語訓練を開始した。

〈**家族構成**〉　父親，母親との3人家族。

〈**他施設で実施した知能検査結果**〉

・A病院：田中ビネー知能検査　IQ51（3歳8ヵ月時）
・児童相談所（療育手帳の更新）：田中ビネー知能検査　IQ32（14歳10ヵ月）

2．検査，評価（生活年齢：12歳11ヵ月）

1）耳鼻咽喉科所見
両鼓膜異常なし。

2）標準純音聴力検査
平均聴力レベル：右耳5.0dB，左耳10.0dB

3）言語検査結果
⑴　国リハ式〈S-S法〉言語発達遅滞検査
・理解面：3語連鎖は2/2形式可，統語方略「語順」は困難　→3歳代レベル
・表出面：3語連鎖の表出は可，助詞を含めた3語連鎖の表出は困難　→3歳代レベル

⑵　絵画語い発達検査（PVT-R）※適応年齢範囲外のため参考として実施
語彙年齢：3歳2ヵ月　評価点：1

⑶　質問－応答関係検査（簡易版）
3歳後半レベル
→「日常的質問」「仮定」は可，「なぞなぞ」「理由」「説明」「文章の聴理解」は困難

4）構音検査結果
⑴　構音器官の形態と機能
異常なし。

⑵　新版 構音検査
〈音節検査：未獲得音〉
・to（ト）・do（ド）：/to/（ト）は/tyo/（チョ）に置換した。舌先を上下の歯に挟んで発音する（インターデンタル）見本を示し，模倣を促すと発音可であった。

　/do/（ド）は/jo/（ジョ）に置換した。

・カ行・ガ行：ナ行に置換した（例：/ka/（カ）→/na/（ナ），/ko/（コ）→/no/（ノ））

・サ行・ザ行：サ行はタ行に置換（例：/sa/（サ）→/ta/（タ）），ザ行はダ行に置換した（例：/zo/（ゾ）→/do/（ド））。

・/tsu/（ツ）：/tyu/（チュ）に置換した。

・ラ行：/ra/（ラ）はそれらしい音が出るときもあるが，ナ行に置換した。

〈単語検査〉

・単音では正しく構音できる音が単語レベルでは他の音に置換することがあった。

（例：panda（パンダ）→manda（マンダ），denwa（デンワ）→denba（デンバ），neko（ネコ）→heo（ヘオ））

→模倣を促すと正しく構音できることもあった。

・単語になると子音が省略される傾向があった。

（例：budou（ブドウ）→buou（ブオウ），mikaɴ（ミカン）→miaɴ（ミアン），gohan（ゴハン）→ofaɴ（オファン），rappa（ラッパ）→appa（アッパ））

5）観察情報

　着席し，提示した課題にはすべて応じることはできたが，途中，自信がない課題になると「できない」と大きな声を出して机に顔を伏せたり，涙を流すことがあった。絵カードを使用する課題の表出では発話内容の予想はついたが，質問－応答関係検査の日常的質問を行った際は，返答はするものの不明瞭で何を言っているかわからず，保護者による解説が必要だった。駅名，日付，好きな番組名，ドラマの役名等，文脈に関係なく突然話し出し，その話題から検査が実施できる状態になるまでに1〜2分の時間が必要であった。

3．全体像の整理と訓練方針

　3種類の言語検査を実施した結果，すべての検査において言語発達レベルは3歳代レベルであった。構音については，単音レベルで未獲得な音が多く，さらには，単音では獲得している音についても，単語になると置換したりして不安定な状態であった。

　本児の主訴は構音不明瞭ではあるものの，構音訓練は発達レベルで4歳以上を対象としていることから，優先するのはことばの理解面や表出面に関する言語発達訓練であることを保護者に伝え，了承を得た。保護者以外の人は，本児が何を言っているか理解できないことが予想され，これらが長引くとコミュニケーション意欲の低下につながることが心配された。そこで，言語発達訓練を主として行うものの，会話明瞭度の向上を目的に一部構音訓練を実施し，応じられるかを探ることにした。訓練頻度は言語発達訓練が主であることから，まずは月1回で開始し，保護者への助言を含めて1回あたり1時間とした。

　言語発達訓練のプログラムとして，理解面では，語彙の拡大，複雑な文の理解，表出面では，語彙の拡大，3語連鎖表出の安定とともに助詞を含めた語連鎖発話の獲得，

また，記銘力や音韻認識の向上等を立案した。質問応答では，「説明」「聴理解」等の安定を目指すこととした。構音については，「タ」「テ」が安定しており，検査場面において正しい音を誘導できたことから，「ト」から開始し，構音の獲得順を参考にカ行，サ行，ラ行という順番で進めることとした。

4．構音訓練経過（13歳0ヵ月より訓練を開始）

1）課題に集中するための工夫

保護者から聴取した情報をふまえ，訓練で何をどのくらい行うかの見通しがあったほうが集中できると考え，訓練のスケジュールを紙に書き，机の隅に提示した。あとどのくらいで訓練が終了するかという見通しがつきやすいよう，課題が終わるごとに本児に終わった課題を取り消し線で消してもらった。

2）構音訓練を実施するうえで心がけたこと

本児が「できるかもしれない」と思えるようにスモールステップの目標を設定し，訓練中はSTの指示に従えていることを細やかにフィードバックすることを意識した。急いでステップを上げようとすると「できない」と消極的な態度になってしまうため，ステップアップするかの判断は，本児の表出内容ではなく，本児が自信をもてているかどうかとしたので，安定していると思われる課題も繰り返し実施した。

3）宿　　題

訓練時に学習した内容を1ヵ月後の訓練まで維持することを目的に，毎回宿題として訓練の場で8～10割安定した課題を保護者に伝え，家庭で実践してもらった。また，訓練で使用する単語探しも行ってもらった。

4）訓練経過の概要

初回評価場面で正しく表出できた/to/（ト）の安定から開始したところ，拒否もなく前向きに取り組むことができた。/ga/（ガ）の音づくりでは，「できない」という訴えがみられたが，単音を安定して表出できるようになった3回目（13歳3ヵ月時）くらいから，STの指示どおりに行えば正しく発音できることが理解できたようで，拒否が急減した。それ以降は「OK」「バッチリ」等のSTの正のフィードバックに対してガッツポーズを行う等，楽しみながら前向きに訓練に取り組む余裕が出てきたので，毎回20～30分の本格的な構音訓練を実施した。/to/（ト）と/do/（ド）に加えて/ga/（ガ）が自発的に表出できるようになったので，それらの音について会話への般化を目指して進めることとした。訓練を進める過程において，文字単語を読んだり，文字単語を見ながらであれば正しく模倣できるが，文字単語を隠して模倣を促すと置換する傾向が明らかとなった。また，2単語の模倣等，文を聴覚的に記憶すること自体に苦手意識をもったため，苦手ではない文字を見ながらの模倣を主に行いつつ，方法，レベル，量に配慮しながら苦手なことへの挑戦を促した。苦手なことを長時間行うのは困難であったため，他の音を単語レベルまでステップアップさせる横方向にも課題を広げることにした。保護者から，14回目（14歳2ヵ月時）には保護者面談にお

いて学校の先生からわかりやすくなったと言われたこと，訓練19回目（14歳7ヵ月時）には久しぶりに会った祖母から言っていることがわかりやすくなったと言われたという報告があり，生活場面においても本児の会話明瞭度が改善していることが確認できた。

5）訓 練 経 過

訓練の経過（13歳8ヵ月まで）を以下の表に示す。

年　齢	訓練を行った音	誘導方法など
13歳0ヵ月	・/to/ と → あ／い／う／え／お	・/to/と/tyo//so/等の，他の単音との聞き分けは可能であった ・単音：上下の前歯の間から少し舌を出した状態（インターデンタル）で見本を示して誘導し，その後，舌を閉まっても表出可能となった ・母音との結合：日常会話速度には届かなかったが，左図の文字を指さしながらゆっくりとした速度で下記ステップ3まで可能となった **ステップ1**：「と」が頭にある 　とあ→とい→とう→とえ→とお **ステップ2**：「と」が最後にある 　あと→いと→うと→えと→おと **ステップ3**：「と」が頭と最後にある 　とあと→といと→とうと→とえと→とおと
	・/ga/	・奥舌軟口蓋鼻音/ŋ/から導入した ・単音：/ɴŋ/から誘導を試みたが，口を開けると/ŋ/にならず，口を閉じた状態からスモールステップで安定を目指した
13歳1ヵ月	・/to/	・母音との結合課題：ステップ1からステップ3まで，日常会話速度で表出することを目指した
	・/ga/	・単音：口を開けて/ɴŋ/の安定を目指した
13歳2ヵ月	・/to/	・母音との結合：日常会話速度で可能となった ・単語：語頭音の読みは可能であったが，文字単語を見ない状態での模倣は苦手意識が強かったため，ノートに書かれた文字単語をSTが1文字ずつ指さしながら読んだ直後に単語を隠して模倣を促した。語尾音と語中音の読みは不安定であった
	・/ga/	・口を開けて/ɴŋ/の安定を促した

13歳3ヵ月	・/to/	・単語：語中音の読みは可能であったが，模倣は不安定であった
		・文：文字単語を指さしながら2つの単語の模倣を促した
	・/ga/	・単音：/ʌŋ/と/a/の結合を促し，終了時には安定した
13歳4ヵ月	・/to/	・単語：語中音の模倣を促した
		・文：文字単語を見ない状態での2単語の模倣の安定を促した
	・/ga/	・単音：/ŋa/は自発で可能であった
		・母音との結合：ステップ2の安定を促した
13歳5ヵ月	・/to//do/，タ行・ダ行	・単音：/do/は支援なく模倣が可能であった
		・文：/to/と/do/について，文字を見ない状態での模倣の安定を促した。その後，紙に気をつける音（タ，ト，テ，ダ，ド，デ）と書き，文字が少ない絵本を見ながら模倣を促した
	・/ga/	・単語：語尾音と語中音について文字を見ない状態での模倣の安定を促した
		・文：二語文を読む，文字を見た状態での二語文の模倣の安定を促した
13歳6ヵ月	・タ行・ダ行	・文：絵本を見ながら，STの模倣を促した間違って発音したときに自己修正がみられた
	・/ga/	・単音：/ŋa/ではなく，/ga/の表出が可能となった
		・単語：文字を見ない状態での語尾音と語中音の模倣の安定を促した
		・文：文字を見ない状態での二語文の模倣を促した
	・他のガ行音，/ka/（カ）	・/gu//go/は単語レベルまで表出可能であった
		・/ka/（カ）は困難であった
13歳7ヵ月	・タ行・ダ行	・保護者の情報では，日常生活においてもタ行，ダ行を意識しており，正しく発音しているときもあるとのこと
		・文：絵本を使って日常会話速度に近づけるよう模倣を促した
	・/ga/	・文：文字を見ない状態で2単語と絵本の模倣を促した
	・/ka/（カ）	・/ga/から/ka/を誘導し，後半には正しく表出できるようになった

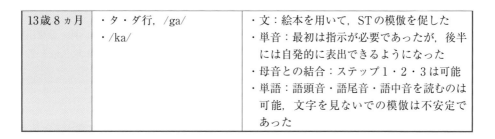

13歳8ヵ月	・タ・ダ行，/ga/ ・/ka/	・文：絵本を用いて，STの模倣を促した ・単音：最初は指示が必要であったが，後半には自発的に表出できるようになった ・母音との結合：ステップ1・2・3は可能 ・単語：語頭音・語尾音・語中音を読むのは可能，文字を見ないでの模倣は不安定であった

　その後，/ka/（カ）についても /ga/（ガ）と同様に会話レベルでの般化を目指した。また，表に示した後の13回目（14歳1ヵ月時）に /ko/（コ）と /ke/（ケ）についても正しく発音できることを確認した。タ行・ダ行と同じステップであった安心感からか，/ka/（カ）/ko/（コ）/ke/（ケ）を単音からステップアップする進度は，速くなっていた。また，11回目（13歳11ヵ月時）には，会話においてサ行を正しく発音していたため，単音で確認したところ，/sa/（サ）と /so/（ソ）は可能，/se/（セ）は浮動的，19回目（14歳7ヵ月）には /si/（シ）以外のすべて単音の表出可能となった。19回目（14歳7ヵ月）にはタ行・ダ行はほぼ会話において般化していた。その過程において，自分が表出した音が正しい音であるかを見届けることへの意識が高まったことにより，訓練において一切刺激をしていないサ行を自力で獲得したと考えられ，今後，会話レベルまで自然に般化する可能性が示された。

5. ま　と　め

　訓練開始当初，「できない」「わからない」「難しい」等，自分が困っていることを他者に伝えることばを使うことへの抵抗があったが，それらを積極的に使用するよう促したところ，適切な場面において自然に使用できるようになった。それらを活用できるようになってから，頭を抱え込んで課題を拒否する，涙を流すというようなことはなくなった。困ったときにすぐにSTに助けてもらえるとわかるようになったため，不安な気持ちでいる時間が短くなり，前向きに課題に取り組めるようになったと考えられた。また，聴覚情報を取り込むことへの苦手意識があったが，得意な視覚情報を活用しながら課題を進めていくことで，苦手意識が弱まり，弱さはあるものの本来もっている力を存分に活用できるようになった。「見通しをもちにくい」「困った場面でどうすればよいかわからない」「聴覚情報の取り込みの弱さ」等，ASDの子どもの多くが苦手とすることに対して，その都度対応したことで，構音訓練を継続できたと思われる。8回目（13歳8ヵ月時）には着席すると同時に毎回持参している構音ノートを自分から開き，家庭で練習した内容を自発的にSTに披露したり，12回目（14歳0ヵ月時）には，家庭において自分から宿題をやろうと母親に声かけする行動がみられた。自分はやればできるという経験を重ねたことにより自信がつき，その自信が1年以上と長い構音訓練に積極的に臨む原動力になったと考える。

引用文献

1）阿部雅子：構音障害の臨床―基礎知識と実践マニュアル―，pp.1-41，金原出版，2008

2）本間慎治編著：言語聴覚療法シリーズ7　改訂　機能性構音障害，pp.1-22，建帛社，2013

3）今井智子：小児の構音障害―多様性への対応―，音声言語医学；57巻4号：359-366，2016

4）富永智子，伊藤美知恵，高見観　他：機能性構音障害児242例に関する実態調査，愛知学院大学歯学会誌；59巻1号：91-98，2011

5）山下夕香里，武井良子，石野由美子　他：昭和大学歯科病院口腔リハビリテーション科における6年間の言語障害患者の臨床統計的検討―2004年～2010年―，Dental Medicine Research；31巻1号：45-54，2011

6）今井智子，鈴木恵子，原惠子　他：小児構音障害の臨床の現状と課題―構音に問題のあるお子さんへの対応に関するアンケート調査―，言語聴覚研究；11巻2号：137-142，2014

7）吉岡博英，糸井美和：ダウン症児の構音をめぐる諸問題，特殊教育学研究；38巻4号：37-43，2001

8）吉岡博英，糸井美和：ダウン症児における構音の異常について―/s/の音響分析を中心に―，日本耳鼻咽喉科学会会報；101巻4号：539，1998

9）伊藤友彦：メタ言語意識の発達研究と言語臨床：音韻面を中心に，コミュニケーション障害学；26巻2号：83-94，2009

10）千本恵子，佐藤亜紀子，加藤正子　他：自閉症状を伴う知的障害児にみられた構音の改善，聴能言語学研究；17巻3号：150-154，2000

11）中元深華乃，山本基恵，西村朱美　他：自閉性障害の構音障害，コミュニケーション障害学；29巻3号：217，2012

12）山田有紀，笠井新一郎：特異的な構音獲得の経過をたどった自閉症スペクトラム障害の一例，音声言語医学；59巻1号：58，2018

13）吉岡豊：言語発達障害児の語彙力について，発達障害支援システム学研究；13巻1号：13-19，2014

14）玉井ふみ，深浦順一編：標準言語聴覚障害学　言語発達障害学（第2版），pp.128-142，医学書院，2015

15）小林春美：語意味の発達，ことばの発達と障害1　ことばの発達入門（秦野悦子編），pp.57-81，大修館書店，2001

16）福嶋義光：Down症候群，小児科診療；64巻増刊号，p.26，診断と治療社，2001

17）佐竹恒夫，小寺富子，倉井成子　他：〈S-S法〉言語発達遅滞訓練マニュアル〈1〉，pp.122-134，エスコアール，1991

18）吉岡豊：言語発達に遅れがある子どもの語彙力に関する研究，p.49，新潟大学大学院博士論文，2015

参考文献

・本間慎治編著：言語聴覚療法シリーズ7　改訂　機能性構音障害，建帛社，2013

コラム -1
小学校のことばの教室の教員と連携した経験から
◆ ◆ ◆ ◆ ◆

〈はじめに〉

　ことばの教室の先生（以下，先生）との最初の連携は，初任者研修の講師として声をかけていただいたときのことでした。その後連携を重ねることで，先生方の背景とともに，多くの先生方が「正しい音を導く方法」「獲得音を生活に般化する方法」等について迷いながら指導を行っていることがわかってきました。先生方の子どもの成長を願う熱い思いに刺激を受けながら，STとして何ができるのかを明らかにするために試行錯誤した経験をまとめました。

〈ことばの教室とは〉

　自治体によって異なりますが，構音の誤り，言語発達の遅れ，吃音等の言語に関する言語障害通級指導教室を「ことばの教室」と呼んでいます。通級とは，通常の学級に在籍している子どものうち，障害の特性に応じた支援が必要な子どもが，大部分の授業を通常の学級で受けながら，障害による学習面や生活面の困難を改善することを目的として，小学校・中学校・高等学校（2018年度より高等学校においても制度化）が設置している指導の場です。通級の指導を受けている児童生徒は2019年度で134,185名います[1]。通級は，「学習障害」「難聴」「肢体不自由」等のさまざまな障害を対象としていますが，一番多い障害は「言語障害」です。ことばの教室に通う児童生徒は，1995年度に13,486名であったのに対して，2019年度は39,691名と，24年間で約3倍に増加しており[1]，年々ことばに関する支援の必要な子どもが増えていることがわかります。

〈ことばの教室の先生になるための資格〉

　ことばの教室の先生になるために取得しなければならない資格は，現時点では教員免許状のみであり，言語障害に特化した資格はありません。特別支援教育に関する免許（特別支援学校教諭免許状）はあり，教育職員免許法第3条第3項において[2]，特別支援学校の教員は，幼稚園，小学校，中学校または高等学校の教員免許状の他，特別支援学校教諭免許状を有していなければならないとなっています。ところが特別支援学級担任や，通級において指導を担当する教員については，特別支援学校教諭免許状を有すること等の法令上の規定はないと記載されており，現時点では教員免許状以外の資格を取得することは規定されていません。

　特別支援学校教諭免許状は「視覚障害者」「聴覚障害者」「知的障害者」「肢体不自由者又は病弱者（身体虚弱者を含む）」の5領域となっており，大学等において該当する単位を履修し，希望する領域の免許を取得します。特別支援学校教諭免許状には言語障害という領域はなく，大学によっては選択科目の中に言語障害に関する科目を設

定していますが，1科目程度です。

　一方，ST養成において指定されている[3]子どもの構音に関する科目は，「医学総論」「解剖学」「生理学」等の基礎医学が3科目，「リハビリテーション医学」「耳鼻咽喉科学」「臨床神経学」「形成外科学」等の臨床医学が6科目，「口腔外科学」の臨床歯科医学が1科目と，医学系科学の基礎だけでも10科目が必修となっています。さらには，発声発語に特化した医療系の専門基礎科目として「発声発語系の構造・機能・病態」が1科目，「音声学」「言語学」「音響学」「心理学（発達心理，臨床心理，学習心理等）」等の8科目が専門基礎科目の必修科目になっています。このような基礎的な知識を学んだ後に，専門科目として，機能性構音障害や器質性構音障害の評価，訓練法等を学ぶ「発声発語障害学」を学びます。この科目でも幅広い知識を学習しますが，「発音が気になる」という主訴で来室する子どもの中には，言語発達の遅れや吃音がある場合もあり，「言語発達障害学」「吃音学」等の知識も必要となります。

　ことばの教室の先生は，通常の学級の担任から急な異動で赴任する場合も多いため，独自の研修システムやビデオ学習用の教材を作成して専門知識や技術を身につけられるようにしている教室もありますが，包括的に幅広い専門知識や技術を学んでいるSTとは，その養成方法が大きく異なっています。

〈ことばの教室の先生との連携経験〉

　1）初任者研修の講師

　ことばの教室に赴任したばかりの先生や経験の浅い先生を対象とした研修会の講師として声をかけていただいたことから，それらの先生との連携は始まりました。1年に1回のみの研修会で1時間半の枠をいただいたのですが，構音障害がどのような障害かということさえも知らない先生がいることが推測される中，1時間半で何を伝えればよいのか相当悩みました。いただいた全時間で「解剖学」の理解を深める内容をお伝えしたら，物足りない内容になってしまうと思われたので，浅くはなってしまうものの「解剖学」「評価」「訓練法」と構音障害に関する幅広い内容をお話ししました。

　専門的な知識を包括的に学んでいない状態で講義を受けることは，とても大変な状況であることが推測され，講義では理解しやすい内容にすること，訓練は子どもの成長を間近で感じられる楽しい場であることを伝えようと心がけました。また，研修で伝えられることには限りがあるため，それを補うために構音障害に関する書籍の紹介も行いました。紹介はしたものの現時点ではST養成校において，教科書になるような書籍が多く，専門知識が少ない状態では読みにくいだろうと心苦しく思っていました（今回本書は，STだけではなく，ことばの教室の先生も対象となっていることを聞き，大変うれしく思いました）。研修会講師としての経験を重ねても，指導につながる有益な情報が提供できていないのではないかという思いは消えず，研修会後の雑談場面において「何かあったら気軽に声をかけてください」と毎回お声がけしていました。

2）ことばの教室を訪問して行った連携

　何回か研修会の講師を務めさせていただいたときから「相談したい子どもがいる」と先生から声をかけていただけるようになりました。先生方の現場のニーズを把握して，学びのある研修会にブラッシュアップしたいと考え，勤務校への訪問を提案したところ，快諾され，訪問連携が始まりました。

　訪問連携を打診すると，どの先生も「本当によいのですか」「ありがたいです」等と恐縮してしまうくらい訪問を歓迎してくれました。通常，自分のうまくいかないところを人に見せ，指摘される場面は避けたいと考えることが多いと思われますが，どの先生も訪問することに心から感謝してくださっていることがわかりました。これは，子どもに対する愛情と，教育に対する情熱・使命感が基盤にあるからだと思われ，また先生としての専門性を肌で実感する機会となりました。

　先生方の指導場面を見学させていただいて感じたことをいくつか紹介します。

　①子どもと信頼関係を築き上げる，苦手なことに取り組めるよう子どもの気持ちを盛り上げる等を目的として行うフリートークにおける子どもとのやりとりに安定感があり，多くのことを学ばせていただきました。

　②サ行がタ行に置換している子どものサ行の音づくりがうまくいかないという相談でしたが，サ行の子音をつくることまでは進んでおり，子音と母音を結合するところで困っていました。実際にその場で子音と母音の結合を試みましたが，なかなかうまくいきませんでした。結合する母音を変えたり，視覚的なヒントを用いたり，見本として提示する子音を引き伸ばしたり，縮めたり等試行錯誤した結果，ようやく「セ」の音節をつくることができました。難しいとされているサ行の子音の獲得は達成しており，子音と母音を結合することが簡単ではなかったこの例は，若手のSTからも相談されるレベルの内容でした。

　③カ行がタ行に置換している子どもの指導において，「アウアウ……」「ウイウイ……」等と口の周りの筋肉を鍛える課題と文の中に「か」がどこにあるかを探す課題が中心となり，カ行音を導くための音づくりの指導がないこともありました。口の周りの筋肉を鍛えることでカ行音が獲得される可能性は低く，間違っている構音方法を正しい構音方法に誘導する指導が必要であることを伝えました。また，「ス」が「チュ」に置換している子どもの指導において，なかなか会話に般化しないという相談では，「ス」が音節レベルでは言えるようになってすぐに，文レベルやフリートークの中で「ス」の般化を目指す課題を行っていました。構音障害のある子どもの中には，正しい発音方法を伝え，音節レベルで正しい音が表出できるようになった段階で会話レベルまで般化する子どももいます。しかし，多くの場合は「母音との結合」「単語レベル」「文レベル」等のスモールステップを経て会話レベルへの般化を目指すので，音節レベルとフリートークの間のステップを提案しました。

　指導場面を見学させてもらって提案や助言を行うことはできますが，その助言を理解し，実践につなげてもらうためには，解剖学的な知識，正しい発音方法を誘導する

訓練法，会話レベルに般化を促すステップ等の専門知識をもっていることが前提であり，構音障害に関する包括的な研修システムの必要性を実感した場面となりました。

　　3）包括的な知識と技術を学ぶことを目的とした研修会の開催

　　さまざまな経験を経て，先生を対象とした包括的な研修を開催したい気持ちが高まりました。5名のSTの協力を得て，「講義」「演習」「事例検討」を組み込んだ2日間の研修会を開催しました。研修内容は表のとおりです。

　　参加者からは，「早速，受講した事をお手本に指導していったら，子どもの発音がすぐに出た」「担当者側の姿勢が少しかわったからか，保護者から子どもの取り組み方が変わったと言われた」「『指導はこれでよかったかな』『この指導ではちょっとマズいな』等，今まで不安だったことが，『なぜこのやり方か』ということから，自分で判断できるようになってきた」「構音点や構音の仕組み等について，保護者にわかりやすく説明できるようになった。毎日の指導に，自信がもてるようになった」等の感想が寄せられました。

〈まとめ〉

　　先生との効果的な連携については，まだ答えは出ていませんが，子どもの成長を願う想いは，先生もSTも一致しているので，これからも引き続き作戦会議をしながら模索し続けていく予定です。

表　機能性構音障害夏期集中講座　スケジュール（各講義等の間に休憩時間あり）

時　間	1日目	時　間	2日目
9：00〜9：50	講義「音のしくみ」① ～呼吸・発声・共鳴・構音のプロセス～	9：00〜9：50	演習「音の作り方」
10：00〜10：30	講義「音のしくみ」②～異常構音～	10：00〜10：50	演習「音の般化」
10：45〜12：00	演習「構音検査の流れ」	11：00〜12：30	事例検討①
12：00〜13：00	お昼休憩	12：30〜13：30	お昼休憩
13：00〜13：30	茶話会	13：30〜13：50	茶話会
13：30〜14：15	演習「音の聴き取り」	13：50〜15：20	事例検討②
14：25〜15：15	演習「検査結果から指導へ」	15：35〜16：40	講義「まとめ」「質疑応答」
15：30〜17：00	演習「模擬患児を対象とした評価」	16：50〜17：00	修了証授与

引用文献

1）文部科学省：特別支援教育資料（令和元年度），2020年9月
2）文部科学省所管：教育職員免許法（昭和24年法律第147号）
3）文部科学省／厚生労働省所管：言語聴覚士学校養成所指定規則（平成10年文部省・厚生省令第2号）

第5章

難聴性構音障害

Ⅰ　概　　要

　　この章では，難聴に伴って生じる構音の誤りの様子や訓練前の評価，訓練方針の立て方，経過について述べる。

　　STの養成校で利用される教科書や参考書には，口蓋裂に伴う構音の誤りや機能性構音障害で出現する異常構音の種類とその訓練方法について記載されているものが多いが，難聴由来の構音障害の種類やその訓練方法，訓練経過についてまとめられているものは少ない。

　　補聴器の改良が進み，多くの補聴器装用児も口話（話しことば）での会話が可能になってきた現代では，より明瞭な発話にするためにSTの介入は欠かせない。さらに，現在は人工内耳が日本に導入されて30年以上経過し，多くの先天性の重度難聴児も話しことばでの生活が可能になっている。人工内耳装用児の発話は補聴器を装用している難聴児に比し，発話の明瞭性は高くなっている印象をもつ方も多いと思うが，音の歪みや異常構音を有している児もおり，より明瞭な発話のために，STによる構音訓練を受けることをすすめたい。

　　本章では補聴器装用児の構音訓練を中心に述べて，次章では人工内耳装用児の構音障害とその訓練法について述べるが，基本的には手法は変わらない。

1．口話によるコミュニケーション

　　まず，難聴児はコミュニケーションの手段として，どのようなものがあり，歴史的にわが国ではいつ頃から口話（話しことば）でのやりとりが取り入れられ始めたのかについて簡単に紹介したい。

　　難聴児のコミュニケーション手段の種類としては，表5-1に示したようにいくつかあるが，一般的によく利用されているものは，聴覚口話である。聴覚のみや読話のみという場合もある。補助的に指文字（日本語五十音に対応した指のサインである）やキュードスピーチ（発音する際のヒントになる手指の動き）を用いる人もいる。トータルコミュニケーションとは，上記のものをすべて利用してやりとりする方法である。人工内耳装用児が増えてくるに従い，聴覚経由からことばを受信して（聞いて），発話につなげるAV（Auditory-Verbal）法も普及している。

表5-1　難聴者のコミュニケーション手段の種類

	受信方法（ことばを理解する手段）
1	聴覚読話：補聴器，人工内耳などから音を聞き取り，同時に口元を見てことばを理解する方法。読話せず聴覚受信のみの難聴者もいる
2	手話：手の動きや身振り，表情などを見て理解する
3	文字：文字で書かれたものを理解する
4	上記の手段の併用
	発信方法（表出する手段）
1	口話：健聴者と同様に話しことばを用いる
2	手話：自らの手や身振り，表情を使って表出する
3	書字：日本語を書いて示す
4	口話・手話：口話をしながら手話も使用する

2．難聴・ろう者のコミュニケーション手段の歴史

　難聴・ろう者のコミュニケーション手段の歴史的変遷について簡単に紹介する。

　わが国では1878（明治11）年に初めて「京都聾唖院」が設立され，初代校長であった古河太四郎は，手話・口話による教育を行ったとされている。その後，1906（明治39）年，市立大阪聾学校では子どもの素質を見極め，口話に限定せず，手話，指文字が難聴，ろう児の教育に導入された。

　一方，1920（大正9）年には日本聾話学校（日聾）が設立され，ここでは口話教育が中心であった。1925（大正14）年には日本聾口話普及会が設立され，難聴，ろう児に教育する手段が揺れ動いていた。

　そのような中で，1933（昭和8）年，全国盲唖学校長会議で，文部大臣訓示として「口話」教育が国の方針となった。

　それに対して，手話の放棄はできないと，当時函館盲唖院長であった佐藤在寛らが手話擁護運動を行っていた。佐藤によると，口話指導は，よく聞こえていない難聴・ろう児たちが学習するのは至難の業であると指摘した。彼らはそれよりももっと子どもの人格育成をするべきであると唱えた。手話擁護の理由として，手話は口話よりも簡単に覚えられる，物語や礼儀なども教えやすいということをあげていた。

　しかし，1936（昭和11）年，全国の聾唖学校の大半で口話学級が設立完了した。終戦後，1945（昭和20）年にはろう教育が義務化され，口話教育が主流となった。手話容認派は，1947（昭和22）年に全日本聾唖連盟（現，全日本ろうあ連盟）を発足させている。

　このように国の方針としては，口話教育を進められたが，補装具などの進歩がない中で，口形をたよりに口話教育を施すのは至難の業であったといえる。教える教員側も，また指導を受ける生徒側も，困難な様子が目に浮かぶ。

　その後1965（昭和40）年以降，補聴器の改良が進み，アナログ補聴器からデジタル

化，小型化が進んでいき，補聴器からの聴覚受信と口元を見てことばを覚えていく聴覚口話法が盛んになっていった。

　筆者は1975（昭和50）年頃から，日本音声言語医学会や日本聴覚医学会（学会員は医師やST（当時はまだSTの国家資格が成立していなかったので，言語療法士，言語治療士などと呼ばれていた），工学系の先生方や学校教育の方から成り立っている）に参加して，学会発表をし始めた。これらの学会では難聴・ろう児の訓練法は聴覚口話法が主流であった。

　しかしながら，聴覚口話法では，難聴児のことばの獲得は不十分であり，いわゆる「9歳の壁」を越えられないとか，助詞の使用は小学校低学年レベルにとどまるなど，十分な日本語を獲得できない報告が多くみられた。

　ところが，2000（平成12）年頃から現在の文部科学省が，ろう学校でも手話を用いることを容認するようになり，ろう学校の幼稚部でも手話を取り入れ始めた。筆者は金沢方式という聴覚口話法（p.145参照）と並行して，指導の初期には手話（日本語に対応した手話で助詞の部分は指文字も利用）も利用する方法をとっていたので，ようやく手話の利点を理解してもらえるのかと内心うれしかった。

　1985（昭和60）年，わが国にも人工内耳が導入されるようになり，筆者が当時所属していた金沢大学医学部耳鼻咽喉科でも人工内耳手術が始まった。1993（平成5）年に当時3歳5ヵ月の小児一例に人工内耳埋め込み術が金沢大学で施行され，筆者は初めて小児例の音入れを行った。術後ことばの聞き取り訓練の際に，どのようなことばが聞こえてきたかを本児に確認したときに，手話で表出してくれて，術前に手話でのコミュニケーションが取れるようにしておいて本当によかったと思った。

　この例も構音はほぼ明瞭で，「サ」行が弱音化する（音が弱くなる）くらいで，明瞭度が高い。学会でも聴覚障害児に人工内耳術を施行して術後の報告が増えていったが，人工内耳を装用しても，学校での学習面の課題についていけない子どもが多い問題も明らかになっていった。

3.「難聴性構音障害」という分類の提案

　まず，図5-1は聴力正常者の聞こえのオージオグラムある。低音域から高音域まで20dB以内となっている。

　日本語の語音が正しく聞こえるためには，図5-2[1]のバナナの形をした中に聞こえの情報が入っている必要がある。スピーチバナナの図では，2kHz以上の周波数の部分に「か」，「た」，「さ」がある。これは，2kHz以上の聴力が40dB以内に入っていないと，これらの音が聞こえないということである。

　図5-3は高音漸傾型難聴者のオージオグラムであるが，1,000Hz以上の聴力域値が上昇している。このような聴力型を呈する例では，「カ」・「タ」・「サ」行が聞き取りにくいから，聞き誤った語音を学習して，構音を獲得してしまうことになる。これが難聴性構音障害である。

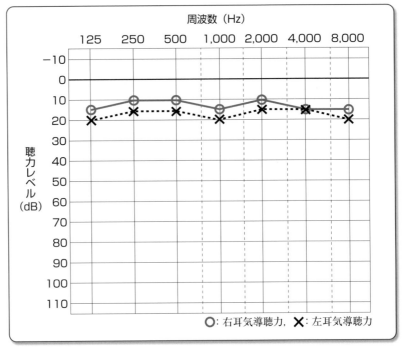

図5-1 聴力正常者のオージオグラム

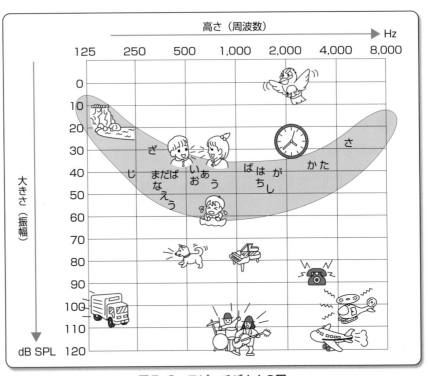

図5-2 スピーチバナナの図

(Northern JL, Downs MP: Hearing in Children. p.7, Williams & Wilkinns, 1984 より一部改変して引用)

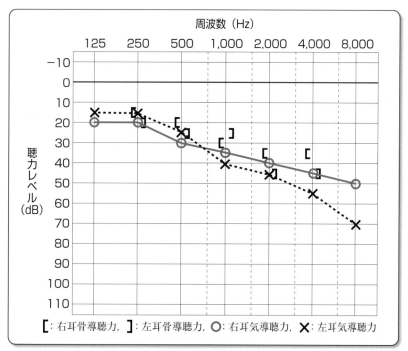

図5-3　高音漸傾型難聴者のオージオグラム

　次に，補聴器を装用している例の構音障害についてみていきたい。

　補聴器は人工内耳が導入される以前から難聴者の代表的な補装具である。補聴器の装用は軽度難聴の段階からすすめられるが，軽度・中等度難聴児は，補聴器装用状態や言語能力，構音に問題を残す傾向にあることが既報告で指摘されている。

　長谷川[2]は，軽・中等度両側感音難聴児の聴力と言語に関する報告を，対象児102人（5歳代～14歳代）について述べている。対象児は未訓練の軽度・中等度難聴児で平均聴力レベル52.9dBである。対象例の構音は8歳ぐらいでプラトー（一時的な停滞状態）になったという。また，聴力型が水平型（低音から高音域までほぼ同じ程度に閾値上昇している），高音漸傾型（図5-3にその一例を示しているが，高音域になるに従って，閾値が上昇している型），高音急墜型（低音域の聴力は比較的残っているが，高音域にいくに従い，聴力が極端に悪くなる型）のいずれであっても構音障害は出現すること，また，高音域の聴力が悪くなるほどその影響は大きいとしている。

　杉内ら[3]は，軽度・中等度難聴児30例の言語発達についてまとめている。対象は，聴覚管理を行ってきた30例で，来科した初診年齢が平均2歳10ヵ月と遅く，その診断は4歳2ヵ月で，補聴器装用開始は平均5歳3ヵ月であったという。難聴を疑いながらも診断，補聴器装用がさらに遅れる傾向であったことを指摘し，さらに，知能検査であるWISC-Ⅲが施行できた24人のうち14人がVIQ（言語性知能指数）よりPIQ（動作性知能指数）が15以上高かったことを指摘している。高度や重度難聴例よりも補聴器の恩恵が十分に受けられる可能性が高いにもかかわらず，このような低い結果と

なっている点が問題である。補聴器装用開始年齢の遅れ等の影響と考えられる。

　上記で紹介した長谷川，杉内らのいずれの報告においても，難聴のレベルが比較的軽い軽度・中等度難聴でも構音障害が生じると指摘している。また，鶴岡ら[4]は，低音障害型難聴児の言語発達と補聴器装用についての検討を行っている。低音障害型難聴児で補聴器を装用している例においても，/r/→/d/への置換や，/g/，/k/行，/i/列の歪みを認めたと報告されている。

4．難聴児の構音訓練

　構音訓練に入る前に行う評価は，機能性構音障害と基本的には違わない。

1）誤り音の検出

　多くの例では，ひらがなが読める段階に達しているので，五十音表をノートに書いて，1音ずつ音読（健聴児の場合には，復唱で行うこともあるが，難聴の場合には，聞き誤って覚えているものが多いので，可能であれば音読）してもらう。単語についても絵カードの呼称で行う。

2）被刺激性の検査

　誤っている音について，聴覚刺激→聴覚読話（口元をよく見せながら）での刺激→手のひらに息を吹きかけるなどの触覚刺激などを利用して，どの段階で正しい音が導けるかを観察する。

3）会話明瞭度を落としている音

　保護者がどの音の誤りを気にしているかを尋ねる。また，子どもにも自分が苦手としている音があるかどうかについて聞く。苦手としている音があれば，それが良くなることによって，構音訓練への意欲が高まることもあるが，会話を通して，最も明瞭度を落としている音は，できるだけ就学前に改善したい。

4）発声発語器官の運動発達

　口唇や舌の前後，左右などの動きを確認する。対面での模倣で行えば，困難なことはない。また保護者には，日常生活中の食事場面で，食べ物の取り込み，咀嚼などで問題がないか聞き取る。

　構音訓練がスムーズにいく条件としては，ことばの発達がほぼ年齢並みに達していることが望ましい。健聴児と同様に，単語のモーラ分解（/たいこ/という語がいくつの音からなっているか）や音韻抽出（/たいこ/の中に/こ/という音があるか）が可能になっているかを確認する。筆者は長年難聴児の言語指導を行っているが，おおむね就学1年前に構音訓練を開始して，週に1回の頻度で，まず，五十音の1音レベルを確実にする。就学までに小学校1年生の教科書の音読可能なレベル，または物語の暗記を正音でできるところまでを目指している。

　具体的な進め方は，機能的構音障害と変わらないが，難聴児例では，手がかりとなる音があればそれを利用する。子どもにとって一番負担のない音（例えば，母音がきれいに出ている場合には，半母音である「ヤ」行など）から開始することもある。注意した

い点は，/p/-/b/-/m/ のように構音点（構音する場所）がいずれも両唇であるが，構音方法が異なる音（無声破裂音，有声破裂音，鼻音）は意外と難しいことである。ST養成校での講義で，どの音から訓練を始めたらよいかと学生たちに尋ねると，多くの学生は両唇音からと言うが，これはやらないほうがよい。また，一般的に /s/ 音は，いったん獲得されても放置しておくと弱音化する傾向があるので，定期的にSTにチェックを受けることが望ましい。

　難聴児たちが示す誤り音の中には，口蓋裂でしばしばみられる声門破裂音，口蓋化，側音化などもみられることがあるので，難聴児の構音訓練にあたっては，それ以外の構音障害の訓練経験が多いほど功を奏する。

Ⅱ 家庭内での訓練が十分確保できなかった先天性難聴児の構音訓練（補聴器装用例）

1．症例の概要

〈**主　訴**〉　母親より：家で何をしたらよいのか知りたい。

〈**現病歴**〉　新生児聴覚スクリーニング検査は要精密検査という結果となり，生後1ヵ月での聴性脳幹反応(auditory brainstem response；ABR)は両側反応を得られず，精査目的でA病院を受診した。ABR，聴性定常反応（auditory steady-state response；ASSR），聴性行動反応聴力検査（behavioral observation audiometry；BOA）を行い，生後2ヵ月で難聴と診断された。平均聴力レベルは両耳とも90.0dB以上。0歳4ヵ月から補聴器を両耳装用し，装用閾値は平均45.0dB程度である（図5-4）。0歳7ヵ月から金沢方式による訓練の希望があり，当院で開始した。

〈**耳鼻咽喉科所見**〉　6歳4ヵ月時，両鼓膜所見異常なし。

〈**家庭環境**〉　母親，祖母との3人家族。母親は本児が3歳の頃から夜勤のある仕事に復帰したため，家庭での訓練時間の確保にあたって祖母にも協力を仰いだ。生活リズムの調整が必要であった。

〈**発達歴**〉　身体発達の遅れは特になし。

〈**教育歴**〉　3歳から保育園に通園。

〈**言語指導経過**〉　指導開始から補聴器を装用して，聴覚補償を図るとともに，訓練の初期から手話（日本語に対応した手話で，助詞の部分は指文字を利用）も話しかけと一緒に併用して，親子のコミュニケーションを図った。子どもが手話を理解・表出できるようになったら，次に手話で覚えたことばを文字（単語レベル）や聴覚読話へ移行する金沢方式という方法をとった。金沢方式は，STからの言語指導内容を養育者が家庭で子どもと遊びながら行う方式であるので，母親が夜勤もある仕事に復帰したため家庭での訓練の進度が遅れる傾向にあった。

　本児の表出手段は1歳で「おいしい」の手話表出から始まり，1歳5ヵ月から手

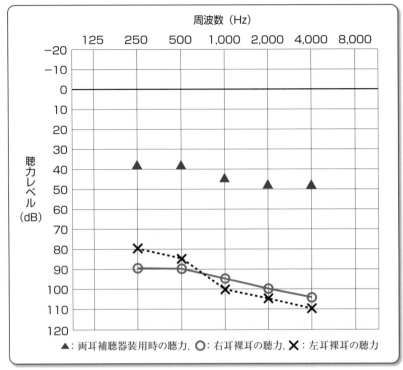

図5-4　本症例のオージオグラム

話を併用しながらの音声言語がみられた。就学1年前から構音訓練を開始した。構音訓練開始時点の理解語彙数は聴覚読話で2,082語，表出語彙数は自発語が2,068語であった。

2．評　　価

1）言語検査結果

(1)　絵画語い発達検査（PVT-R）

・検査施行時の方法：聴覚提示で選択。誤答，無答の語彙に関しては仮名文字を提示
・生活年齢：6歳0ヵ月
・語彙年齢：聴覚のみで5歳3ヵ月（SS 8），仮名文字つきで7歳0ヵ月（SS 13）

(2)　幼児・児童　読書力テスト（金子書房）

・6歳1ヵ月時：読書力偏差値59，読書力偏差値段階点4（上）

　　　　段階点5（優）：音節の分解
　　　　段階点4（上）：図形の弁別，音節の抽出，文字の認知，文の理解
　　　　段階点3（中）：語の理解

2）WISC-Ⅲ知能検査（図5-5）

・年齢：5歳10ヵ月
・方法：聴覚読話に文字（漢字＋仮名）も提示して実施した

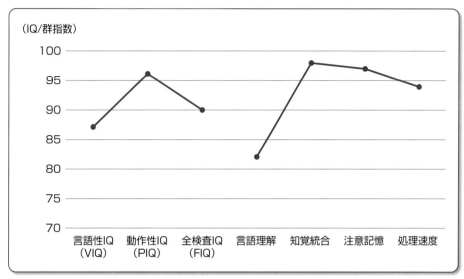

図5-5　本児就学前のWISC-Ⅲ知能検査の結果

・言語性IQ87，動作性IQ96，全検査IQ90（平均）

3）構音訓練開始時の構音の様子

(1)　構音器官の形態

口腔，舌，口蓋ともに器質的な異常はなかった。歯列にも咬合異常はなかった。

(2)　構音器官の機能など

口唇の動き，舌運動では舌を前に出す，左右移動，舌の前後の交互運動に支障はなかった。

(3)　会話明瞭度

会話明瞭度は3（話題を知っていればわかる）。

(4)　構音検査結果（5歳5ヵ月時）

・**単語検査**

〈方　法〉　絵＋文字提示し音読

〈結　果〉

　・軟口蓋の音が歯茎音へ置換

　　/k/→/t/

　　（例：　ke:ki（ケーキ）→te:ki（テーキ））

　・省略　（例：　kani（カニ）→ani（アニ））

　・摩擦音が破裂音へ置換

　　/s/→/t/

　　（例：sakana（サカナ）→tatana（タタナ））

　・摩擦音が破擦音へ置換

　　/ʃi/→/tʃi/

　　（例：　aʃi（アシ）→atʃi（アチ））

・弾音が破裂音へ置換

/r/ → /d/

（例：robotto（ロボット）→ dodotto（ドドット））

・単音節検査

〈**方　法**〉　1音ずつ音読

〈**結　果**〉

・軟口蓋の音（/k/）は子音の省略（ka（カ）→ a（ア），ko（コ）→ o（オ）），歯茎音へ置換（ke（ケ）→ te（テ））

/k/ は側音化構音，声門破裂音のようになることもあり，誤りが一定しない

・摩擦音が破裂音へ置換　　s → t

・摩擦音 /h/ は子音の省略

・弾音が破裂音へ置換（ri → gi）

・歯茎音 ta（タ），te（テ），to（ト）は口蓋化構音になる

3．全体像の整理と訓練方針

　本児は高度難聴児で言語指導を生後7ヵ月から受け，当初より補聴器を装用しており，装用閾値は45.0dB程度となっている。ことばの発達については，幼児・児童読書力テストの結果から音節の分解（単語を一つひとつの音節に分解する力。例：/たいこ/は三つの音でできており，三つの文字で表現することがわかる）や音節の抽出（/たいこ/の中に/こ/という音があるか）は可能となっていた。しかし，WISC-Ⅲでは言語理解がその他の項目より低下していたため，語彙数を増やすことを目標にした言語訓練と並行しながら構音訓練を開始した。訓練音の順番については，1音ずつ正しく音読できる音の確認を行い，視覚的に見てわかりやすい音や構音発達が早い音から，音素，単音，誤り音と正しい音との交互運動，単語，短文という順序で進めることとし，就学時健診までにカ行，タ行，サ行を獲得することを目標とした。

4．訓練経過

　5歳8ヵ月〜6歳4ヵ月の年長時に構音訓練を行った経過を以下の表に示す。構音訓練を開始するにあたり，保護者にはノートに五十音表を書いてきてもらった。正しく発音できる音にSTが丸をつけ，本児にも目で見てできる音を示した。

年　齢	訓練を行った音	誘導方法など
5歳8ヵ月	・/h/ 単音	・息でティッシュを吹くことからハ行を誘導する。口型と風の意味を示す図（図5-6）の提示と，「弱い風」とジェスチャーもつけ，ささやき声で言うことを意識させる
	・「タ」「テ」「ト」	・舌を平らにして力を抜き，口唇より前方に

		出してささやき声で「タ」「テ」「ト」と発音 ・「タ」「テ」「ト」をそれぞれささやき声で繰り返すときに，下顎を固定し舌圧子などで舌尖を押さえ「カ」「ケ」「コ」を誘導
	・「カ」「ケ」「コ」	
5歳9ヵ月	・母音と/h/の交互訓練 ・/∫/「シー」 ・シャ行（サ行の訓練）	・音読（図5-6） ・摩擦の/∫/「シー」を，ジェスチャーで手で擦る音（忍者の手裏剣をイメージ）と示し，「シ」に母音をつなげシャ行を誘導
5歳10ヵ月	・「チ」 ・「シ−チ」の交互訓練 ・/p/−/b/の交互訓練	・「シー」と長く発音した後，「チ」と短くささやき声で言うことから誘導する ・/b/は声を出す，/p/はささやき声で，息をコントロール
5歳11ヵ月 〜6歳0ヵ月	・カ行　2音の訓練 ・/p/−/b/−/m/の交互訓練	・音読　こ−か，こ−き，か−け　等 ・「ン」に母音をつなげてマ行を誘導した後，音読　ば−ば−ま，ぴ−び−み，ぷ−ぶ−む，ぺ−べ−め，ぽ−ぼ−も
6歳1ヵ月	・/k/−/t/の交互訓練	・音読　か−た，き−ち，く−つ，け−て，こ−と
6歳2〜 4ヵ月	・カ行単語 ・/g/単音 ・/k/−/g/，キャ行−ギャ行の交互訓練 ・ジャ行（ザ行の訓練） ・/r/単音	・語頭音単語を音読 ・有声のカ行の発音からガ行を誘導。拗音も同様（キャキュキョからギャギュギョを誘導） ・有声のシャ行の発音からジャ行を誘導 ・開口した状態で上前歯の裏に舌尖をつけ，声を出した後母音を続けて出すSTの舌の動きを示しつつ，キュードスピーチでも提示し誘導する（図5-7）

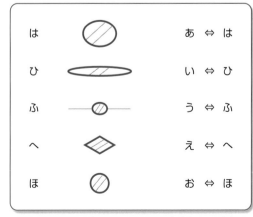

図5-6　ハ行の口型の図と文字提示の例

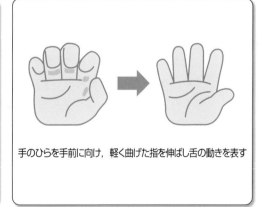

手のひらを手前に向け，軽く曲げた指を伸ばし舌の動きを表す

図5-7　ラ行のキュードスピーチ

　タ行の「タ」「テ」「ト」は破裂音，「チ」「ツ」は破擦音といい，構音方法が異なる。構音ができた破裂音の「タ」「テ」「ト」を確実にすることから始めたが，歯茎音である/t/が口蓋化構音になるときは，舌の力を抜きつつ，おおげさなくらい舌を前に出させると，ちょうどよい構音になった。

　カ行は，口を少し開けて「シー」と言ってもらうと奥舌が自然に上がるため，その状態から声を出さずに母音（あ，い，う，え，お）を続けて誘導すると構音はできたが，定着させることが難しかった。そこで，構音ができるようになったタ行から舌尖を押さえた誘導方法を「タからカに変身するよ」と声をかけながら用いた。最終的には舌を押さえなくてもカ行の発音が1音でできるようになったが，安定しないときは「変身するよ」と声をかけることで思い出し，繰り返し練習することで固有感覚を鍛えた。

　サ行は本児にとって聞き取りにくい音であり，正しく言えているか本児自身が自分で確認することは難しかった。シャ行であれば摩擦音を出すところが視覚的にもわかりやすく獲得しやすい様子であったため，サ行＝シャ行として獲得を目指した。サ行がタ行など他の音に置き換わると（例：サカナ→タカナ）単語の意味が変わってしまうが，サ行がシャ行に換わっても（例：サカナ→シャカナ），聞き手としては話す内容を理解しやすいことも理由としてあげられる。

　また，有声子音（例：/b//d//g/）が無声子音（例：/p//t//k/）に置換する傾向がみられた。ささやき声で無声子音が1音レベルで安定してきたら，有声子音は声を出し，無声子音と交互で構音して息をコントロールする訓練を行った。

　1音レベルで正音が定着したら単語に進んだ。現在の会話明瞭度は2～3（時々わからない言葉がある～話題を知っていればわかる）である。あいさつのことばや自分の名前，友達の名前などを訓練して言えるようになると周囲からほめられることが多くなり，子どもの自信にもつながる。単語が安定したら，日常生活で使う短文や小学校の教科書を使った訓練へ進める予定である。

5. ま　と　め

　先天性高度難聴があると，周囲や自分の声も聞こえにくく，構音が不明瞭になりやすい。本児は補聴器を装用しているが，構音が不明瞭であり，就学1年前から構音訓練を行った。森ら[5]は，重度難聴児の場合は語音聴取能だけでなく，読話，指文字，文字等のコミュニケーション（視覚的）手段を活用して音韻表象を形成させること，言語能力を一定レベルに維持すること，読話を手がかりに音声言語を日常的に使用することが，構音発達の重要な要因であると述べている。本児も1音レベルの訓練時に，視覚的手段のジェスチャーやキュードスピーチに加え，口型の図や文字も使用して繰り返し練習することで，構音を身につけられたと考える。現在，単語レベルの訓練段階であるが，構音訓練をスムーズに進めるためには語彙の獲得と構音訓練の指示が理解できることばの力をつけておくことも大切である。本児が構音訓練の前段階で

ある言語指導の時点から，祖母にはもっと積極的に訓練に関わってもらえるような指導が必要であった。

Ⅲ　乳幼児期から滲出性中耳炎を繰り返した高度難聴例の構音訓練（補聴器装用例）

1．症例の概要

〈**主　訴**〉　両親より：発音の訓練を受けたい。10歳3ヵ月。

〈**現病歴**〉　生後6ヵ月より両耳に滲出性中耳炎を繰り返し，7ヵ月から補聴器を装用し，金沢方式の訓練を開始した。読書力は，就学前の教研式新読書力診断検査で小学校3年生以上に達しており，正構音も獲得していた。就学後は，特定非営利活動法人難聴と共に歩む親子の会金沢方式研究会（以下，NPO金沢方式研究会）が毎月1回主催している指導日に本例も参加している。ここでは構音の崩れや学校での聴こえや学習，友達関係などの相談を各地区担当STが指導している。聴力は定期的に金沢市のA町耳鼻咽喉科医院で検査を受けている。補聴器装用閾値は30dBである（図5-8）。

〈**耳鼻咽喉科所見**〉　両鼓膜所見異常なし（15歳のときに一側の鼓膜再生術を受けている）。

〈**発達歴**〉　身体発育の遅れは特になし。

〈**教育歴**〉　3歳から地域の幼稚園，小学校，中学校，高校に通学。

2．評　　　価

　緊張しやすい性格と聞いていたが，ST担当者が変更となっても，評価・訓練は可能であった。

（1）　構音器官の形態

口腔，舌，口蓋ともに器質的な異常はなかった。歯列にも咬合異常はなかった。

（2）　構音器官の運動

舌運動で，舌を前に出す，下口唇をなめる，上口唇を舌でなめる，口唇をとがらす，舌を出したり入れたりの交互運動に支障はなかった。

（3）　発語機能

プロソディ（韻律）は問題なかった。

（4）　構音検査（五十音表を音読）結果（10歳2ヵ月）

〈**方　法**〉　仮名文字1文字ずつ提示して，音読してもらう

〈**結　果**〉

・声の大きさ・高さ・スピードは問題なし，プロソディは問題なし。

・/s/（サ）→/ʃ/（シャ）に置換

（例：sakana（サカナ）→ʃakana（シャカナ），suika（スイカ）→ʃuika（シュイカ），

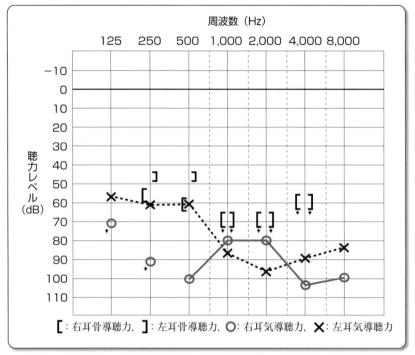

図5-8 本症例の裸耳のオージオグラム（19歳2ヵ月）

semi（セミ）→∫emi（シェミ），sora（ソラ）→∫ora（ショラ））

・イ列の側音化

　舌が口蓋に左右非対称に接触

以上の誤り傾向は，会話中でも同様であった。

3．全体像の整理と訓練方針

　本症例は難聴児で，生後7ヵ月から金沢方式で訓練を受け，当初より補聴器を装用しており，装用閾値も30dB程度となっている。就学時には言語力も正常であり構音も正構音を獲得していた。しかし，滲出性中耳炎を繰り返し鼓膜の再形成術施行などにより聴力が不安定となった。定期的にNPO金沢方式研究会の患者会が主催している地区別の指導日に構音訓練を受けていた。10歳2ヵ月のときに担当者が交代したため五十音表にて構音の確認を行った。その結果，正構音を獲得していたサ行がシャ行になっていた。また，イ列の構音時に側音化の異常構音を認めた。

　訓練音の順番については，前任STが行っていた異常構音である側音化に対し訓練を行いながら，同時にサ行の置換に対し音素，単音，誤り音と正音との交互運動，単語，短文，長文の音読，文の暗記という順序で進めることとした。「い」の正しい構えは可能であったため，舌の側縁が左右口角についているかを確認した。このとき本人には舌をお皿のように出し舌の右と左が口の角につくようにとことばで説明しながら行った。次に鏡を下口唇にあて，呼気が正中からまっすぐに出ていることを視覚

的に確認できるように行った。また，緊張しやすいので，正しい構音ができたときには必ずほめて緊張をやわらげた。

　そして，鏡を外しても呼気が正中からまっすぐ出るよう自身の構音器官で獲得できるように進めた。家庭では呼気が正中からまっすぐ出ることが安定するよう母親に鏡を使用した練習を指導した。

4．訓練経過

　訓練経過を以下の表に示す。

年　齢	訓練を行った音	誘導方法など
10歳3ヵ月	・/s/音素 ・/s/単音 ・/s/-/ʃ/の交互練習	・/s/をささやき声で連続で言うときに呼気を強く出し，休憩をとりながら実施 ・舌を皿のようにして出して，と指示をしながら練習 ・ささやき声で安定するまで繰り返す ・緊張しやすいためできたときはほめる
10歳5ヵ月	・サ行単語 ・サ行短文	・/s/音が語頭，語尾，語中にくる単語の音読練習 ・ささやき声で呼気放出の強さを確認後に声を出して練習 ・声を出しても音が安定したらほめ，自信をつけさせる
11歳0ヵ月	・長文 ・サ行単語	・音読練習 ・苦手意識の/s/音が語尾につく単語のみ練習 ・速く言っても崩れないようにする ・1人で参加し，訓練後に母親に説明
11歳2ヵ月	・長文 ・文の暗記	・音読練習 ・文中のサ・シ・ス・セ・ソに○印をつけ意識して強く発声させる 　→○印を消し音読へと進める ・暗記にて音が崩れないようにする ・自己修正ができたときはほめて，自信をつけさせる
11歳9ヵ月	・長文	・新聞記事の音読練習 ・音読速度が速いため，ことばと句読点の意味を考えるように伝える
12歳1ヵ月	・長文	・自身の興味ある文を音読練習 ・音読は安定，しかし会話は早口であり相手に伝えるということを意識させる
12歳8ヵ月	・/s/-/ʃ/，/d/－/r/の交互練習	・音読練習（ス・ダの崩れあり） 　ス－シュ，ダ－ラを交互に行う 　徐々に速くし音が崩れないようにする

12歳10ヵ月	・長文	・新聞記事の音読練習
13歳2ヵ月	・長文 ・サ行単語 ・文の暗記	・教科書の音読練習 ・高音域の聴力低下でサ行の崩れあり 　音素の保持を確認後，単語を速く言っても 　崩れがないか確認する ・暗記は安定，話す相手や場面によって発話 　速度の使い分けができるように口形を見せ 　ながら話し合う
13歳8ヵ月	・長文 ・サ行 　強弱での出し分け	・新聞記事の音読練習（サ行が弱い） ・あえて弱く・あえて強くの出し分けを実施 　し自らの構音器官で違いを確認，正構音が 　定着するように繰り返す
14歳9ヵ月	・サ行の練習	・メニエール病で聴力が低下しており，本人 　は音の崩れに自覚があるため，自身の構音 　器官で獲得するよう強くサ・シ・ス・セ・ 　ソを繰り返し安定するまで行う
15歳1ヵ月	・/s/-/dza/ の練習 　サ行とザ行の交互練習	・一側の鼓膜が破れ耳鼻科で治療中 　サ−ザ，シ−ジ，ス−ズ，セ−ゼ，ソ−ゾ 　を交互に練習する ・聴力の低下が著明のため文字や口形をしっ 　かり見せて伝える ・正構音時は，本人にわかりやすく示す
15歳2ヵ月	・サ行単語	・音読練習 ・ゆっくりから徐々に速く言い，音が崩れな 　いようにする
16歳2ヵ月	・作文 ・サ行単音	・自身が入賞した作文の音読練習 　サ行の音の崩れがあり，音素を確認後に 　サ・シ・ス・セ・ソを強く言うことを繰り 　返す ・聴力型に依存しているため，聴力をさえ 　ぎった状態でも構音が安定するまで繰り返 　し行う ・高音域の聴力が落ちており，聴力が落ちて 　しまわないうちに確認することを伝える
17歳8ヵ月	・長文	・新聞記事の音読練習 　緊張が強く声が出にくいと訴えるため，リ 　ラクゼーション目的に，ため息法を取り入 　れて練習を行う 　音読速度が速くなっているため再度場面に 　合わせて速度を変えられるように伝える
17歳11ヵ月	・長文 ・/ʃi/単音	・新聞記事の音読練習 ・時々シがシュに置換するために，シと強く 　呼気を出し練習する

	・文章暗記	・シとシュの出し分けを行う 　シとシュが自身の構音器官で獲得しているか，聴覚をさえぎった状態でも安定するまで行う ・自身の構音器官で獲得しているか確認のため暗記にて行う
18歳11ヵ月	・サ行の練習 ・/s/ 単音	・サ行の出しにくさの訴えにて練習する ・奥舌が挙上しており，呼気が放出できていないため舌上にストローをのせる ・奥舌の挙上の自覚後は改善がある
19歳9ヵ月	・文章	・文章の音読練習 　構音および音読速度が安定していることを伝える

　本症例は，小学校高学年に達した頃にはまだセルフアドボカシー（自己権利擁護：自身の権利，利益，ニーズなどを自ら主張すること）を十分に身につけていなかったので，父親も積極的に本児の悩みを聞き，また，難聴に対する知識も担当ST経由で本児に提供するなどを行った。その結果，自己を肯定するような発言もみられるようになっていった。中学校の仮入学時には周りの人から手話を使って話しかけられることがあったが，入学後は自ら自分のことばで障害を説明するなどセルフアドボカシーの面から成長がみられた。また，受験を控えた頃は思春期の葛藤がみられたため訴えを傾聴しながら訓練を進めた。大学に合格してからは，構音・音読速度ともに安定した。これらのことより，精神面が構音に与える影響にあらためて気づかされた。

　現在，地元から離れた進学先での病院で聴力管理を行ってもらっている。構音の経過観察については，NPO金沢方式研究会の患者会が主催している地区別の指導日に，構音や学校のことで相談があった場合にSTが指導していく予定である。

5．ま　と　め

　本症例は補聴器を装用しているが，就学前に教研式新読書力診断検査で小学校3年以上に達するなど高い言語力を有していた。そして，就学前には正構音も獲得していた。しかし，幼少期からの聴力変動が多く，構音の安定に時間がかかってしまった。言語力があり正しい構音を獲得していても，定期的な聴力管理や構音の評価・訓練を受けていないと，聴覚的フィードバックの不足に加えて，気づかないうちに早口になることもある。そのため構音の歪みなどの崩れが起きてくる。また，環境の変化やストレスなどによっても構音の歪みがみられることもある。家族は子どもの構音に慣れ親しんでいるため，音の崩れや声の高さの違い，話す速さが速くなっていることに気づかない。聴力の低下の繰り返しや進学に対するプレッシャーなどによって話すことが少なくなり，構音の崩れに気づくことが遅れることもある。そのため，定期的にSTによる評価や子ども自身が相談できる場所の確保が必要である。本症例も，精神

面の安定とともに構音が安定し，現在の会話明瞭度は1（よくわかる）である。

引用文献

1）Northern JL, Downs MP: Hearing in Children. p.7, Williams & Wilkinns, 1984
2）長谷川寿珠：軽・中等度両側感音難聴児の聴力と言語に関する研究，日耳鼻会報；93巻9号：1397-1409，1990
3）杉内智子　他：軽度・中等度難聴児30症例の言語発達とその問題，日耳鼻会報；104巻12号：1126-1134，2001
4）鶴岡弘美　他：低音障害型難聴児の言語発達と補聴器装用についての検討，Audiology Japan；54巻：686-692，2011
5）森つくり，熊井正之：重度難聴児の構音能力の長期経過―補聴器装用例について―，Audiology Japan；60巻：210-218，2017

参考文献

・原田浩美：聾教育に早期から文字を導入するにいたった教育理念の形成過程について―鈴木重忠の足跡をたどって，福岡教育大学大学院修士論文抄録18，2002
・能登谷晶子編：聴こえの障害と金沢方式，エスコアール，2012
・阿部雅子：構音障害の臨床―基礎知識と実践マニュアル―，金原出版，2003
・平野哲雄，長谷川賢一，立石恒雄　他編：言語聴覚療法臨床マニュアル（改訂第3版），協同医書出版，2014

コラム-2
高度難聴児をもつ親の立場から（補聴器装用例）

◆ ◆ ◆ ◆ ◆

　金沢で生まれた息子は現在20歳で，他県の国立大学理系学部の学生です。生後6ヵ月に，当時金沢市で行われていた保健センターでの聞こえの相談にて聴覚障害が発見されました。聴力は，右耳は高度から重度で固定しており，左耳は1年中滲出性中耳炎を繰り返し，中等度から重度までの範囲で変動する状態でした。

　難聴が発見されてからは金沢方式の療育を続け，就学直前の段階で小学校3年生1学期相当の言語理解力をもった状態でした。就学後も滲出性中耳炎を繰り返し，また，鼓膜が破れたり，低音域が下がりめまいを頻繁に起こし，徐々に聴力は低下していきました。

　発音指導は就学1年前から始めており，当初から初めて会う人が聞いてもなんとなく聞き取れるくらいの明瞭度はあったと思います。特にサ行の音を練習していました。息子の発音は小学校低学年時100点満点に例えるならば60点くらいの明瞭度であったと思います。発音訓練時に「ス」の息がうまく出せないと悔しがったり，自信をなくしたりして泣いてしまうこともありました。

　就学前の幼い子どもに，そこまで訓練をする必要があるのかと思われる方がいるかもしれませんが，ある程度の明瞭度のある発音は，他者とのコミュニケーションを図るときには必要となります。母親の自分も幼いときに発音が悪い時期があって，知らない人に聞き返されたときにとても辛い思いをしました。

　ただ，泣く子どもに無理やり指導を受けさせても発音が上達することは難しいと思います。「なぜ，自分が発音指導を受けているのか」「自分の発音をどうしたいのか」「発音を治して自分はどうなりたいのか」を親子で話し合う必要があると思います。発音指導の必要性が理解できれば，いずれは自らの意思で指導を受けるようになります。

　また，高い明瞭度をもった発音ができるようになるためには，専門性をもったSTの指導は必要不可欠です。難聴児自身がきれいな発音をできるようになりたいという気持ちと，専門職の知識や技術がそろって初めて進んでいくものだと思います。

　息子は聴力の変動が大きいため，STの先生から「正しいよ」と言われたときの「音」を本人が聞き取って覚えています。自身の聴力が下がるとたちまち発音も崩れてしまいます。難聴者が自分の発音の状態を瞬時に把握することは困難です。また，家族や友人など普段から本人と接する機会が多い人も，本人の話し方を聞き慣れているため発音の崩れに気づくことはできません。ですから，一度発音が不明瞭になると悪化の一途をたどります。息子の場合も，小・中・高校時代は，自分の発音で困ることは少なかったようですが，数ヵ月に一度のSTによる発音指導を受けると発音の崩

れに気づき，自分で意識的に「サ行」や「カ行」の発音に気をつけるようになりました。自分自身や近しい人たち以外の人でも理解できる発音の必要性を認識しているようです。

　そしてもう一つ，語彙を増やすことも大切です。家庭でさまざまな話をしました。自分の仕事のこと，新聞記事，テレビのニュースなどを見て思ったことなどを，まだ子どもだからわからないだろうと決めつけず，わからないことがあれば教えて，わかるようであれば子どもなりの感想を聞いてみました。豊かな語彙力は正しい発音の支えになりました。

　図5-8（p.152）は，2020年8月（19歳2ヵ月）に計測した息子のオージオグラムです。左耳の低音域が20dBから30dB変動があります。

　下表は，両耳に補聴器を装用した状態で，スピーカーからの語音を裸耳時と補聴器を装用したときの1音の聞き取り検査結果です。裸耳のオージオグラムと補聴器適合検査結果は，大学入学時に提出する書類作成に必要でした。1音ずつの聞き取りでは高音域の聞き間違えは想像できますが，「マ行」が「バ行」になるなど低音域の聞き取りが一部悪かったです。おそらく幼少期に滲出性中耳炎を繰り返していたことの影響だと思われます。専門職の方には，オージオグラムの結果だけではなく，どの音が聞き間違えが起こりやすいものかを調べる技量も学んでいただきたいと思います。なぜなら，患者が自分の聞こえの特性を把握しながら生活していくことは，患者自らを助けることにつながるからです。

　ここからは，発音指導者と親，本人との関係について述べたいと思います。息子は，小学校5年生までは私や夫と一緒に訓練を受ける部屋に入り30分間指導を受けていました。時々私ども親から息子に「もう1回」とか「○○したら？」と口を挟んでいましたが，あるとき，「赤ちゃん扱いするな！」と言って部屋を飛び出して指導を受けないことがありました。帰宅してから息子に部屋を飛び出した理由を聞いたところ，「先生の前では自分だって大人になりたい。放っておいてほしい。自分だけで発音指導を受ける」と言いました。

　幼少期から常に息子に寄り添って訓練をしていた私にとって，そのことばは驚き以上にうれしさを感じるものでした。息子は自分の気持ちや状況を伝えることができる

表　補聴器適合検査から一部抜粋（両耳耳掛け型補聴器装用）

語音明瞭度検査	
（1）明瞭度が最も改善したレベル	55dBHL
55dB時の裸耳語音明瞭度	35％
55dB時の補聴時明瞭度	95％
補聴による改善	60％
（2）補聴における環境騒音の許容	
駅の騒音，道路の騒音，レジ袋の騒音，食器洗いの音	大丈夫と回答

だけの十分なことばを習得できた。そのことばのおかげで息子の甘えが満たされ，自立したいと思う親子関係を築くことができたことは，私ども親子にとってたいへんありがたいことでした。

　小学校5年生になってからは，家庭や学校での息子の様子やそれらに関して親が感じたことを紙に書いて，指導前に指導者に渡しました。そのうえで，息子が1人で指導を受け，指導後に親が指導者から発音が崩れていた箇所やそれを修復するために家庭で訓練してほしいことを聞くという流れになりました。

　親が指導者に子どものことを相談することはもちろんですが，子どもだけが指導者との時間をもつことで，親を仲介しない気軽に話ができる関係性を築くことができました。そこで，他愛もない話や親には言えない日常の悩み，発音や聞こえについての悩みなどを話すことがあるようです。親からはあまり詮索しませんが，指導者とのやりとりを話す息子の様子を見ていると，指導者を信頼していることが伝わってきます。

　まとめになりますが，発音指導を受け，それを継続していくためには，次の二つのことが必要だと思います。一つ目は発音指導を受ける必要性を子ども自身が認識すること。二つ目は指導者と家族との信頼関係の構築です。そして，その基盤となるものは，親が聴覚障害について正しく理解をすることと，親子で聴覚障害について話し合うことです。

　以前，息子が小学3年生の頃だったかと思いますが，患者会として家族でST関連の国際学会に参加させていただいたことがありました。数日後，息子に学会に参加した感想を聞いたところ，「自分の耳のことを考えてくれる人がたくさんいることがわかってうれしかった。困ったときに相談できるんだと思った」ということばが返ってきました。学会での話の内容はわかるはずもありませんが，専門職の方々が他人の聴力障害について一生懸命考えている姿が，とても心強くかっこよく見えたようです。

　専門職の皆さんにおかれましては，患者やその家族の悩みや喜びを分かち合いながら，共に成長していける存在であってほしいと思います。

第6章

人工内耳装用例の構音障害

I 概　　要

1．人工内耳装用の目指すもの

　難聴者のコミュニケーション手段は，前章表5-1（p.140）に示した。相手のことばを理解する手段として，主に聴覚読話と手話と文字があるが，発話を補うものとして指文字やキュードスピーチを指導している施設もある。難聴者が自ら発する際の手段としては，口話，手話，書字などがある。表出の際にも助詞の部分など指文字を入れることもある。乳幼児期の訓練では，健聴児と同様の話しことばを習得する方法を学ぶのか，手話を学ぶのかの二つに分類される。ここでいう手話とは一般に日本手話といわれるもので，日本語の話しことばや書きことばとは文法が異なる言語である。人工内耳は1985年に東京医科大学の舩坂宗太郎によってわが国に導入された。重度難聴児でも装用閾値が25～30 dB程度になるので，補聴器では聞き取りにくい音も比較的スムーズに受信できて，音声言語の獲得が容易になったといえる。

2．人工内耳の装用年齢と構音獲得

　人工内耳が小児難聴にも導入されてから難聴児たちの会話明瞭度（会話のわかりやすさ）が飛躍的に良くなってきたことは，多くの人が認めるところである。宇良[1]は人工内耳装用児の構音発達について，習得した子音ごとの習得状況，また子音の構音方法や構音点別にも検討している。4歳未満で人工内耳を装用した児では構音の歪みが少なく，時間的な遅れはあるものの，獲得される子音の順番などは健聴児とそう大差ないとしている。破裂音が，摩擦音，破擦音より先に習得されることが図6-1より読み取れる。一方，4歳以降で人工内耳を装用した児の構音発達は不良で，その一因として，人工内耳導入以前の誤った構音がなかなか矯正できないこともあると述べている。4歳以降に人工内耳を装用した場合には，就学までに時間的な余裕がなく，十分な構音指導が行われにくいことも関与しているとして，4歳未満で人工内耳を装用した児よりも構音発達が低い傾向であったと報告している。

　富澤ら[2]は幼児期の手術年齢が異なる人工内耳装用児43例を対象に，対象児等が中学校以上に進学したときの語音聴取・発話・語彙力について長期的な検討を行って

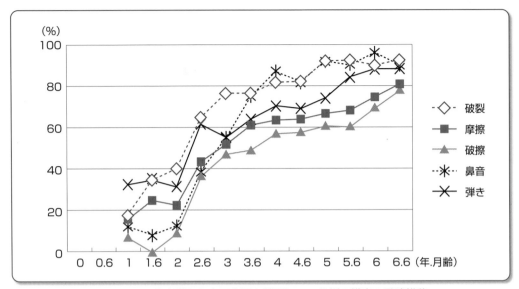

図6-1　4歳未満から人工内耳を装用している例の構音の発達推移
（宇良政治：人工内耳装用児の構音発達，JOHNS：21巻4号：605-612，2005）
※破裂音は/p/，/t/，/k/，/b/，/d/，/g/行，摩擦音は/s/，/h/，/w/，/j/行，破擦音は/ts/，/dz/，鼻音
は/m/，/n/，など，弾き音は/r/

いる（表6-1）。その結果，2〜3歳代で手術を受けた群では単語了解度（単語の聞き
取り成績），会話明瞭度が良く，手術施行年齢が上がるにつれてこれらの成績が低下
してくるという結果を示している。一方，人工内耳の装用閾値と語彙発達指数（絵画
語い発達検査）との間には各群で差がなかったと述べている。また，語彙発達指数が
良好な症例が小・中学校においても普通学校に在籍する傾向にあり，聴取能（ことば
の聞き取り能力）は必ずしも関係なかったとしている。聴取能に関係なく普通小学校，
中学校に在籍し続けるということは，例えば文字言語の能力の関与も大きいと考えら
れる。

　筆者ら[3]は　0歳3ヵ月から1歳0ヵ月までに訓練を開始でき，2歳0ヵ月から3
歳3ヵ月までに人工内耳（「Nucleus 5サウンドプロセッサ」か「Nucleus 6サウンドプロ
セッサ」の片耳装用）を装用した8例の文の発達経過を報告した（表6-2）。表6-3は，
人工内耳手術直前に出現していた助詞と文の長さを示している。この8例は2021年
現在小学校から中学，高校生に達しているので，構音の様子をまとめてみた。会話明
瞭度1（よくわかる）に相当するものが3名，会話明瞭度2（時々わからないことばがあ
る）に相当するものが3名，会話明瞭度3（話題を知っていればわかる）は2名である。
会話明瞭度が3に相当した2例のうち1例は，両親が高度難聴者（口話でやりとりして
いる家族）であるところから，健聴者である祖母に構音訓練を手伝ってもらっている
が，なかなか構音訓練がスムーズにいかない例である。もう1例は難聴に発育の遅れ
が少し伴っており，また，就学以降に発達性読み書き障害（ディスクレシア）が疑わ
れ，週に1回支援学級で指導を受けている例である。

表6-1　手術時年齢別の検討

		2～3歳群（18名）	4～5歳群（13名）	6歳以上群（12名）	検定結果
装用閾値（dBHL）		31.6（±7.8）	27.6（±7.6）	31.3（±6.9）	
単語了解度		88.0%（±23.2）	66.9%（±29.8）	32.7%（±35.9）	$p < 0.001$
発話明瞭度	1	11名（61.1%）	6名（46.1%）	3名（25.0%）	
	2	6名（33.3%）	3名（23.1%）	4名（33.3%）	
	3	1名（5.6%）	3名（23.1%）	2名（16.7%）	
	4	0名（0.0%）	1名（7.7%）	3名（25.0%）	
	5	0名（0.0%）	0名（0.0%）	0名（0.0%）	
語彙発達指数		73.9（±24.8）	80.6（±20.3）	70.4（±20.3）	

（富澤文子，河野淳，芥野由美子　他：中学校以上に進学した人工内耳装用児における聴取・発話・語彙力の検討，Audiology Japan；57巻：250-257，2014）

表6-2　2～3歳代に人工内耳を装用した8例

	症例1	症例2	症例3	症例4	症例5	症例6	症例7	症例8
訓練開始年齢	0：3	0：5	0：7	0：3	1：0	0：9	0：5	0：6
裸耳聴力レベルdB	105.0	110.0	105.0	110.0	105.0	95.0	100.0	100.0
補聴器装用閾値dB	50.0	55.0	52.0	59.0	49.0	45.0	51.3	50.0
人工内耳音入れ年齢	2：4	2：5	2：0	2：5	2：9	3：0	3：3	2：0
人工内耳装用閾値dB	30.0	30.0	30.0	27.5	28.8	25.0	26.3	25.0

（能登谷晶子，原田浩美，山﨑憲子　他：0～1歳代から訓練を開始し，2～3歳代に人工内耳を装用した高度聴覚障害児8例の術後1年の文の発達，Audiology Japan；60巻5号：414，2017）

表6-3　8例の術前の文発話と助詞の出現

	症例1	症例2	症例3	症例4	症例5	症例6	症例7	症例8
訓練開始年齢	0：3	0：5	0：7	0：3	1：0	0：9	0：5	0：6
人工内耳音入れ年齢	2：4	2：5	2：0	2：5	2：9	3：0	3：3	2：0
出現した助詞	を，が，に，の，と	を，が，に，の，と，で，まで	が	を，が，の，と，で，は	の，が，と，も，で，から，は，を	を，が，から，は，に，たら，の，	を，が，の，で，て，も，は，から	を，が，に，の，と，へ，たら
術前の発話の長さ	3語文	3語文	3語文	3語文	8語文	5語文	4語文	3語文
就学以降	通常学級	通常学級	通常学級	通常学級	通常学級	通常学級	通常学級＋支援級	通常学級

（能登谷晶子，原田浩美，山﨑憲子　他：0～1歳代から訓練を開始し，2～3歳代に人工内耳を装用した高度聴覚障害児8例の術後1年の文の発達，Audiology Japan；60巻5号：414，2017）

　構音の獲得のためには，先の富澤らの報告も参考にすると，音の了解度が良く，語彙発達指数も正常以上に達していて，普通小学校に在籍しており，言語環境も大きく関与していることが示唆される。したがって，筆者らが報告した8例中6例において会話明瞭度1〜2に入り，宇良，富澤らが指摘しているように，2〜3歳代に人工内耳を装用した例では，構音の獲得がほぼ順調にいくことが示唆される。

　また，表6-3に示した筆者らの症例は，2〜3歳代に人工内耳の手術を受けた例であるだけでなく，術前には健聴児で2歳代に出現する格助詞の多くが出現しており，術後1年ぐらいで手話は外れ，音声のみでの会話が可能となっている。筆者らは，人工内耳を装用する前の手話による文レベルの表出段階が重要であると考えている。

　白井ら[4]は，学齢期に達した人工内耳装用児の構音に関する検討を行い，人工内耳での音声言語をコミュニケーション手段として学校生活を送るためには，明瞭な構音が必要となると報告しており，このように長期的な成績が出てくることは望ましい。白井らは，小学校4年生から中学校3年生までの人工内耳装用児の構音獲得と関連する要因について，計84人の人工内耳装用例（平均年齢13歳でろう学校在籍児43人，通常学級在籍児41人）をまとめているので少し紹介したい。全体の6割が構音明瞭と判定されたとしており，最も明瞭度が良い段階に入ったものは49例となり，やはり人工内耳による明瞭な構音獲得への威力は高いといえる。さらに，知能検査成績では，WISCの結果も示している。言語性知能であるVIQの平均は88.1（SD23.86），動作性知能検査であるPIQの平均は98.37（SD15.19）であったとし，PIQに対してVIQが有意に低い成績であったと述べている。これは，対象児たちがもって生まれた知能より言語能力が低いレベルということを意味する。この傾向は，人工内耳のみならず，補聴器を装用して聴覚口話での訓練をしてきた従来からの指導法の結果と変わらない。また，構音に関係する要因として，聴取能，教育機関，言語性知能，手術時年齢　装用閾値の順に強く関係していたと述べている。一方，生活年齢，装用期間，動作性知能，国語学力との関連はなかったとのことである。さらに，これらの要因について重回帰分析を行い，聴取能，教育機関，手術年齢が学齢期の構音成績の約50％を説明できることを明らかにしている。各変数の影響をみると，聴取能の影響が最も大きく，ついで教育機関，手術年齢の順で影響していた。以上のことから推察すると，構音の明瞭性のみをみると，手術年齢，手術後のことばの聞き取りのレベル，言語環境が関係しているようである。

　同論文の中で構音不良例20例についても検討している。この20例の中には聴取能が良い例が6例も入っていたので，先に検討した因子以外の存在について検討している。人工内耳手術前にすでに手話でコミュニケーションが確立されており，装用後は手話環境がメインとなる場合には，構音が重視されず習得が困難ではないかという。また，適切な時期に構音の評価や必要な指導も受けていなかった例もあり，そのような例では構音が不良になり，年齢が上がってから修正をするのは困難を要し，結果的

に構音が不良な例が存在していると述べている。

　筆者らは，人工内耳装用前に，親子のコミュニケーション関係を良くするために，日本語に対応した手話（助詞の部分は指文字利用）を話しかけと一緒に併用している。先に示したように（表6-2，表6-3），8例は全員人工内耳装用1年ぐらいで手話を使用しなくなり，話しことばでのやりとりのみとなっている。さらに，手話を利用している間に幼児期に習得する基本的な文型（時制，授受構文，受動態文，使役文など）はほとんどの例で出現した。したがって，筆者らは，術前からの日本語に対応した手話は，難聴児の文構造を発達させるために効果が大きいと考えている。

3．甘くなりがちな人工内耳装用児の保護者の判断

　先の節で宇良による幼児期の人工内耳装用児の構音発達経過について紹介したが，宇良は，就学以降来院が遠のいてしまいがちになることも構音発達が伸びない原因の一つであると指摘している。4歳未満で人工内耳を装用した例でも術後2年半程度で構音が急速に伸びた後，就学により来院が遠のいてしまうことに関連している可能性を示唆している。30年以上前のいまだ補聴器が主流の時代では高度難聴児たちの構音獲得は並大抵ではなかったが，聴覚のみならず読話能力や文字言語を利用しながら，筆者も構音訓練をしてきた。その時代の印象を述べると，人工内耳装用児では言語力と関係なく構音が明瞭になる傾向にあり（先の富澤らの研究で同傾向），保護者の中には，構音がきれいになりさえすれば，難聴児の問題は解決すると勘違いされる方がいる。

　保護者は，「うちの子どもはきれいな発音で話しているから，学校でもやっていけるし，今後も大丈夫だと思っている」と言う。現実としてわが子の発音がきれいになり，日常生活をしていくうえで，親子で会話が困らなくなったら，病院に通って発音をみてもらわないといけないという気持ちに保護者がなりにくいということである。親子で会話が困らないということと，一般社会に出て，自分の意見をしっかり述べて，会話できることとは大きく異なることがなかなか想像してもらいにくい。

4．人工内耳装用例の長期観察の必要性

　人工内耳装用児において構音障害が残存する場合について，その訓練法や訓練経過について文献を交えて概説した。保護者は，わが子の発音に聞き慣れているので，障害を気づかれにくいことがある。構音を聞き分けられ，訓練ができるのはSTであるので，難聴以外の子どもたちの構音障害の訓練などの経験があるとよい。

　人工内耳例の場合には，音が置換することもあるが，音の歪み（側音化，口蓋化など）もよくみられる。特に人工内耳の場合には，日常生活レベルのことばのやりとりが親子の間で通じるようになってくると，保護者はわが子の発音はもう大丈夫と思われる傾向がある。日常会話程度でやりとりができているといっても，それは生活言語レベルであることを知ってほしい。人工内耳装用児が自分の考えを第三者である相手

にきちんとした日本語で伝えられるかということとは別なのである。発音（構音）が良いと保護者でもだまされる，いわゆる軽度・中度難聴の問題にいきつくのである。

生活言語レベルだけでなく，学童期に必要な学習言語への芽を育てていくことも就学前から必要である。

人工内耳症例で一番多いのは，早口になる傾向である。保護者もそれに合わせて速く話しかけている場合もみられる。子どもは自分勝手に話してしまうことがあり，相手の話を聞いて答えるという会話の基本も幼児期に身につけさせたい。

先に紹介した富澤らは，語彙発達指数に問題がない例でも，人間関係やアイデンティティの問題に悩み不登校になる場合もあると指摘している。この点については，筆者もまったく同感である。「自分だけが聞こえていないことがある」「周囲がなぜ笑っているのかわからない」「難聴でない状態で生まれてきたかった」など，自分の障害に気づき，悩み，アイデンティティを確立していってほしい。会話の際のコミュニケーションストラテジーを指導するのもSTの役割である。

Ⅱ 難聴に発達障害を合併した例の構音訓練

1. 症例の概要

生来の重度難聴とその後に診断された発達障害をもつ難聴幼児の構音訓練経過を示す。本稿では詳しく説明しないが，構音訓練とは別に言語指導も並行している。

〈**主 訴**〉 両親より：ことばの訓練を受けたい（聴覚障害と診断された後）。

〈**発育歴**〉 出生時は正常分娩で特に問題なし。

〈**現病歴**〉 新生児聴覚スクリーニング検査で両耳リファー（要再検査）となり，A大学病院でABR，ASSRを施行され，両耳重度難聴と診断された。補聴器の装用は順調であったが，1歳8ヵ月時に聴力低下を示し，装用閾値が20dB程度悪化した。その後も聴力の回復がみられなかったので，2歳時に小児科で遺伝子検査を受けたが，難聴が進行する原因は不明とのことであった。併せて発育の遅れ（手先の不器用さ，歩行の不安定さ）に関しても診察を受けたが，原因は特定されなかった。その後保護者は人工内耳を選択し，3歳3ヵ月にA大学病院で片耳に人工内耳埋め込み術が施行された。装用閾値は25〜30dBとなった。補聴器装用時に聴覚訓練で音と動作を結びつける条件がついていたので，マッピング（人工内耳の電気信号の調整）はスムーズに進めることができ，その後の装用も順調である。

〈**家族構成**〉 父親，母親，兄との4人家族。

〈**運動発達**〉 定頸，始歩ともに正常発達より少し遅れがあった。

〈**言語訓練歴**〉 0歳6ヵ月から金沢方式での療育を開始した。難聴と診断された後すぐに補聴器を両耳装用開始（高度難聴用）した。装用時閾値は40dB（後に聴力が低下したことは上述）となっていたが，本児は3歳半頃まで人への興味が薄く，集団の

中に入っていくのを嫌がった。また，動作模倣ができない，手を使う動作をしない，触れる感覚が過敏であったり，目が合わなかったりなどが認められ，集団訓練の場で母親が苦労している姿がよくみられた。母親が無理強いせず，集団訓練への参加だけは就学まで続けることができた。就学前に母親によって書かれた文を読むと，とにかく子どもが知りたがることを子どもに通じるようにと，聴覚と視覚経由から刺激を繰り返していたとのことである。人工内耳装用後は，聴覚活用と文字の理解，ジェスチャー・サインの理解も併用して言語理解面の促進を図った。

〈**教育歴**〉　4歳から地元の医療福祉センターで作業療法を受け始め，現在は地域の通常小学校に併設されている特別支援学級に在籍している。幼児期に通園していた保育園の先生方からは，文字や手書きのイラストを活用しながら接する機会を確保してもらった。二つの動作を同時にできないことから，楽器を使っての園での参加は困難であったが，舞台に立つ経験は本児にとってその後の変化につながったのかもしれないと母親は振り返っている。

　　5歳3ヵ月時に，自分の名前の発話もあいまいな状態であったが，名前を聞くと仮名文字でホワイトボードに書くことができた。金沢方式では言語指導の中に文字言語の理解訓練を導入するが，文字を書くという訓練は導入しない。しかし，重度難聴の子どもには発話より書字が先行して表出する例があるが，本児にもその傾向を認めた。

　　幼児期に小児科を受診したときには発達障害はボーダーラインと言われていたが，学童期に入り，やはり気になることが出てくるので児童精神科を紹介した結果，発達障害と診断されるに至った。睡眠の不安定さと感覚遮断という症状が指摘されている。特に薬の処方はないが，年長児の1年間に2回けいれんが出現している。

2．言語機能評価（5〜7歳時）

1）言語検査結果

(1)　絵画語い発達検査（PVT-R）

同検査では，生活年齢7歳8ヵ月時に行った結果で聴覚のみで語彙年齢は4歳1ヵ月レベルであった。同じ検査を，日を替えて仮名文字のみで行った方法では4歳10ヵ月レベルとなった。文字カード提示の際の反応は速い。文字提示したときには，音読を介さず，黙読で正答の絵を指さすことが多かった。この検査以外においても聞くということが苦手で，話しかけが長くなると，注意がそれる傾向にある。

(2)　幼児・児童　読書力テスト（金子書房）

本テストを5歳10ヵ月時に聴覚読話で実施した。全体では読書力偏差値46で中の段階である。音節の分解や抽出の遅れは，背景に音声言語発達の遅れ（語彙の不足など）があると考えられる。

　　一方で，単語や短文レベルでは，聴覚のみならず文字言語の理解も同程度である

表6-4　本児の幼児・児童　読書力テスト（金子書房）結果

検査項目	5歳10ヵ月時	6歳4ヵ月時
語の理解（聴覚理解）	段階3	段階3
図形の弁別（モデルの図形と同じ図形を探す）	段階4	段階5
音節の分解（単語のモーラ分解）	段階2	段階4
音節の抽出（モデルの単語と同じ音で始まる絵を探す）	困難なため中止	段階3
文字の認知（モデルの絵の名前が正しく書かれた仮名単語の選択）	段階3	段階4
仮名で書かれた簡単な文の理解（文を見て3つの絵の中から1つ選ぶ）	段階3	段階4

※5段階表記（段階5が優，段階1が劣）

（ともに段階3）ことから，就学後は話しかけのみならず，文字の提示もしてもらえると，本児の理解が促される可能性がある。

　本児は就学1年前の5歳半から構音訓練を開始したが（後述），その時点ではいまだ単語の分解や音の抽出が困難な状況であったので（表6-4），構音訓練は難しいと予想された。しかし，訓練を開始して1年（実際に訓練を行った回数は25回）足らずであるが，会話明瞭度は2となり，たまにわかりにくいことばがある程度まで改善し，将来に向けても音声言語でのコミュニケーションを主体とすることができるように進める必要を強く感じた。

　幼児・児童　読書力テストにおいて，構音の獲得の基盤として幼児が学習できている必要があると思われる「音節の分解」と「音節の抽出」の成績を比較した。本児は構音訓練を就学1年前の4月（年齢は5歳半）から始めたが，5歳10ヵ月時には，いまだ音節の分解も抽出も困難なレベルであった。しかし，構音訓練途中の就学前の6歳4ヵ月時には，音節の分解も抽出についても段階3以上のレベルに達していた。正しい構音を本児が獲得するにつれて，音節の分解や抽出の能力が促進されたともいえるのではないかと推測している。

2）WICS-Ⅲ知能検査

　本児からの発話が少ないので，動作性検査のみ実施した。PIQは111（正常範囲）で，評価点SSは13から10の範囲にあり，大きなばらつきはみられなかった。

3）人工内耳の装着状況

　就学以降，人工内耳を通してことばの模倣や自発語増加がみられている。ことばの聞き取りについても比較的良好で，今後も人工内耳による聴覚活用が期待される。
　最近の発話例を以下に示す。

　　「寒いと雪が氷になる」「学校でタブレットを1コもらえた」「福祉会館まで遠い道ですか？」「海は危ないです。サメに食べられるかもしれない」。

　年中の年齢までは，助詞抜けの文が多く表出されていたが，6歳半以降では，上記に示したように助詞が入った文が増えてきた。また語彙数については，母親から提出

される記録から，学校生活の中で聞いて覚えてきた単語（自立，何限目，なぜかというと，中庭，教頭先生，お前　など）が増えつつあることがわかる。

4）訓練前の構音評価

　五十音表にて，1音ずつ音読または復唱で確認した。本児は人工内耳装用例であるせいか，補聴器装用している高度難聴ではみられない高音域の「カ」行も浮動的であるが正音が出現していた。カ行はタ行に置換傾向（タ行がカ行に置換しているなど浮動的），サ行はハ行に置換傾向にある。正しく出ている音もあるが，機能性構音障害のように，○音構音障害といえない状況であった。会話明瞭度は3で聞き手が発話内容を知っていればわかる程度であった。

　どの音から訓練を始めるかは，STによって異なるかと思うが，筆者は，子どもにとって負荷が少ない音（子どもにとって，やりやすい音）や，明瞭度を落としている音から訓練を開始することがある。ただし明瞭度を落としている音は，構音方法自体難しい音が多いために，やはり子どもが訓練に乗りやすいものを優先する傾向にある。

5）発声発語器官運動

　口唇や舌の運動では特に目立った問題はなかった。摂食行動面でも特に問題は指摘されていない。

3．全体像の整理と訓練方針

　本児は重度難聴であるが，人工内耳を装用しており，装用効果も高い。しかし，発達障害も合併しているせいか，聴覚的注意持続が弱い傾向にある。発語面は短文の羅列レベルであるが，知能が保たれていること，聴覚活用ができていることから，今後も話しことばを用いて生活することを想定して，構音訓練に入った。

4．構音訓練経過

　年長時の5歳半から構音訓練を週に1回，1回10分程度行った。その経過を以下の表に示す。保護者に家庭でのやり方を説明して，家庭でも毎日5分間程度学習した音を忘れないように繰り返してもらった。

回数	訓練を行った音	誘導方法など
2回目	・会話明瞭度を下げている「カ」行，「タ」行，「サ」行中心に	・/h/はティッシュに息をかける，手のひらに息を吹きかけて誘導し，その息を途中で止めて/p/誘導する。/p/が安定して出たら，舌を両唇で挟んで，/p/のつもりで行ってもらい/t/を誘導する
3回目	・/t/行から/k/音へ	・/t/が連続で出せたら，前舌を舌圧子などで押さえて奥舌を挙上しやすくして/k/に導く
4回目	・/k/音の安定　/s/音模倣で可能	・3回目と同様に/k/音の安定

5回目	・/p/-/t/, /t/-/k/ の交互スピードアップ	・破擦音の「ち」と「つ」は抜かして
6回目	・/s/-/t/ の交互	
7回目	・/m/ の訓練	・「マ」行はよく聞くと「パ」行音に近い音や，「バ」行音，吸破音になっていることがある
8回目	・/m/ の安定　/m/-/n/	・/m/ から /n/ の誘導
9回目	・清音と濁音の交互練習	・/ta/ が /ka/ に置換することがまだみられる
10回目	・五十音1音節の再評価	・/r/ 行が /n/, /d/ 行に時々置換する
11回目	・/r/ と /n/ の交互練習　拗音の訓練へ	・けいれんが起きて，訓練不十分
12回目	・/kyo/ → /kito/, などまだ拗音は不安定	
13回目	・1音レベルの確認	・自分の音の誤りに気づき自己修正できることが出現
14回目	・/r/ 行各音節レベルで再度訓練	
15回目	・/m/-/b/ 交互	・清音1音レベル確認
16回目	・拗音もゆっくりとなら可能	・漸次接近法*で実施
17回目	・簡単な単語レベルの音読訓練	・身体部位などの単語を利用して訓練
18回目	・簡単な単語レベルの音読訓練	・単語，二語文の音読訓練導入
19回目		・三語文の音読訓練導入
20回目	・/wa/ → /ma/ が目立つ	・まだ1音で不安定な音があり，文を中止して1音レベルの訓練に戻る
21回目	・/r/ 行はまだ弱音化傾向 ・/s/ 音も時々弱音化	・すでに習得した1音の復習を続ける
22回目	・/p/-/b/-/m/ が時々混乱 ・/r/-/d/ の混乱が時々出現	・誤りやすい音の交互訓練を引き続き実施
23回目	・/r/ → /n/ に置換傾向	・/r/-/n/ の交互訓練
24回目	・/r/ → /n/ に替わる傾向あり	・/r/-/d/-/n/ の交互訓練
25回目	・/wa/ → /ma/ になる傾向存続 ・/r/ 行が不安定	・就学を迎えるため，幼児期の週に1回の訓練はいったん終了

※漸次接近法：誤っている音から少しずつ変化させて目標音を作っていく訓練法で，目標音と誤っている音の間で構音点や構音方法が似ているものを利用する。

　上記の表は，年長の4月から翌年3月まで計25回構音訓練を行った経過である。毎週1回であり，集団訓練の場で行っていることから，行事等のために構音訓練の中止，対象児の欠席などの理由で25回の実施となった。年長の1年間で教科書の音読や会話レベルまで達する子どもが多いが，本児は訓練開始時（5歳半）には，いまだ平仮名はすべて音読できなかったことから，まず1音レベルでほぼすべての音を正しく出せるようにすること，また，よく言い間違う音の出し分け（本児の場合には，ラ行－ナ行－ダ行間の混乱，パ行－バ行－マ行）を家庭での訓練として続けた。

　人工内耳を装用しているが，発達障害が合併しているせいか他の人工内耳装用児よりも構音可能な音の浮動性が目立った。しかし，構音訓練は嫌がらず，むしろ熱心に取り組み，誤った音を発したときに自ら修正も可能になったことがとても大きい収穫であった。1音レベルの構音が可能になることを目指して1年訓練を行ったが，就学までに本児の会話明瞭度は2で，時々わからないことばがある程度と，まだ十分な日本語になっていないが，今後も話しことばを使って生活できるようにサポートを続ける予定である。

5．ま　と　め

　発達の偏りをもつ子どもは多くみられるが，難聴と発達障害を併せもつ子どもにSTらの支援はどうあるべきかと考えさせられる症例であった。本児は自分の思いを話す，書くなど何らかの表出手段を駆使して伝えられるようにと思い，いろいろ考えながら今日に至っている。先にも述べたが，構音訓練開始前は，日本語の音節の分解や抽出能力が十分に発達していなかったので，正しい構音を獲得することは難しいかもしれないと推測していたが，構音の訓練については比較的良好な経過をたどった。しかし，今後学年が上がるにつれて，日本語の力（聞いて話す，読み書き）の獲得のサポートが重要となってくる。発話は，単語や短文の羅列で一続きの長文発話にはなりにくい。イントネーションも平板で，トットッとした話し方となる。文中には「が，の，を，と，に」などの初期に出現する助詞はみられるが，それ以降に発達してくる副助詞や接続助詞などの表出がまだ少なく，ことばでの表現力が乏しい。言語理解は7歳8ヵ月現在，話しことばで刺激をしたときの理解の段階は4歳1ヵ月レベルであるが，文字では4歳10ヵ月レベルで，文字のほうが反応も速い。文レベルの質問（なぞなぞなど）に対しても話しことばでの理解は一度聞いてもわからないと言って注意がそれしまう。しかし，文字で提示されたものは，黙読で即答できることから，文レベルでは明らかに文字情報が役立っている。現在は特別支援学級に在籍して教育を受けている。就学前から保護者は，本児の発達の偏りを理解し，地域の支援学校，学級などを見学し，また，教育委員会とも相談した結果現在に至っている。筆者も毎月1回の頻度で言語指導を継続している。幼児期にみられた他の人を喜ばない，他人とのやりとりを好まないという行動は，それほど目立つこともなく，多動というわけでもないが，聴覚的刺激には注意がそれやすい傾向を示す。このような子どもに対して，長期的な視点で今後もサポートしていく必要がある。

Ⅲ　就学後も誤り音が複数残存した例

1．症例の概要（7歳2ヵ月，男児）

〈主　訴〉　両親より：発音の訓練を受けたい。片耳人工内耳装用中。

〈**現病歴**〉　就学後は，特定非営利活動法人難聴と共に歩む親子の会金沢方式研究会（以下，NPO金沢方式研究会）が毎月1回主催している指導の場に本例も参加している。ここでは，構音の崩れや学校での聴こえや学習，友達関係などの相談を各地区担当のSTが指導している。聴力は定期的に金沢市の耳鼻咽喉科医院で検査を受けている。平均装用閾値は30dB程度である。

〈**耳鼻咽喉科所見**〉　両鼓膜所見異常なし。

〈**発達歴**〉　身体発育の遅れは特になし。

〈**教育歴**〉　6歳代から地域の幼稚園，小学校，中学校に通学。

2．評　　価

　前任STから届いた幼児期の検査結果（幼児期の発達は，p.183コラム-3「重度難聴児をもつ親の立場から（人工内耳装用例)」を参照）。

1）言語検査結果

(1)　絵画語い発達検査（PVT-R）

・生活年齢：5歳10ヵ月

・語彙年齢：聴覚読話で実施，4歳0ヵ月，SS5

　　　　　　文字提示で実施，5歳11ヵ月，SS9

(2)　WPPSI知能診断検査

質問の提示は聴覚読話で施行した。

・年齢：6歳0ヵ月

・言語性IQ67，聴覚読話のみでの検査結果

・動作性IQ127

(3)　幼児・児童　読書力テスト（金子書房）（表6-5）

・生活年齢：5歳0ヵ月に実施

・読書力段階が3

・生活年齢：6歳4ヵ月に実施

・読書力段階が4

2）就学後の構音訓練開始時の構音評価

　就学後は，NPO金沢方式研究会が毎月1回主催している指導の場に本例も参加している。就学前から構音訓練や言語指導を受けているところなので本例は特に緊張することもなかったが，担当STが代わったためか，訓練を開始した初期段階は訓練に集中できないことがあった。

(1)　構音器官の形態

　口腔，舌，口蓋ともに器質的な異常はなかった。歯列にも咬合異常はなかった。

(2)　構音器官の運動

　舌運動で，舌を前に出す，下口唇をなめる，上口唇を舌でなめる，口唇をとがらす，舌を出したり入れたりの交互運動に支障はなかった。

表6-5　本児の幼児・児童　読書力テストの経過

検査項目	5歳0ヵ月	6歳4ヵ月
テスト1　語の理解 （聴覚または聴覚読話での理解を問う）	3	4
テスト2　図形の弁別 （見本と同じ図形を4つの中から1つ選ぶ）	5	4
テスト3　音節の分解 （モデルには「ねこ」の絵があり，その下に「●●」と黒い丸が2つ書いてありモデルと同じ2つの音からできているものはどれかという課題，4つの絵の中から選ぶ）	3	3
テスト4　音節の抽出 （モデルには「かめ」の絵があり，これと同じ「音」で始まる絵を選ぶ）	3	3
テスト5　文字の認知 （「かめ」の絵に対して，かね，かみ，かめ，の3つから正しい表記を選ぶ）	2 （まったくできていない）	5
テスト6　文の理解 （仮名書きで書かれた短文の理解）	3	3
全体	3	4

※5段階表記（5が優，1が劣）

(3)　発語機能

プロソディは抑揚が少し乏しかった。

(4)　構音検査（五十音表を音読）結果（7歳2ヵ月）

〈方法〉　文字提示にて音読。仮名文字1文字ずつ提示

〈結果〉

- sa（サ）→∫a（シャ），su（ス）→∫u（シュ），se（セ）→∫u（シュ），so（ソ）→∫o（ショ）に置換

  （例：sakana（サカナ）→∫akana（サカナ），suika（スイカ）→∫uika（シュイカ），semi（セミ）→∫emi（シェミ），sora（ソラ）→∫ora（ショラ））

- 「ン」が構音訓練途中であった。

3．全体像の整理と訓練方針

　本症例は高度難聴児で，生後5ヵ月から言語指導を受けている。3歳6ヵ月に人工内耳を装用しており，装用閾値も30dB程度となっている。しかし，補聴器装用時期には中耳炎や滲出性中耳炎を繰り返し，聴力の不安定さがあったため安定して構音獲得ができず，就学時にはまだすべての日本語の語音は獲得されていなかった。また，幼児・児童読書力テストより音節の分解と音節の抽出，文の理解の発達も遅かったため，就学後も引き続き構音訓練と言語指導を受けていた。

　7歳2ヵ月時に五十音表にて構音の確認を行った。その結果，サ行がシャ行に置換，

「ン」の構音が構音訓練途中であった。家庭では，語彙数の増加のための作文作成や読書力検査以降も続けているという短文の読解も，引き続き取り組んでもらうこととした。

訓練の順番については，「ン」の正構音獲得から開始した。聴覚障害児は機能性構音障害児と誤り方の違いがあり，例えば，カ行の機能性構音障害の場合，カ行が出れば比較的簡単にガ行が出るが，聴覚障害児は「ガ」が「カ」，「バ」が「パ」，「ダ」が「タ」に置換するなど，有声子音が無声子音に置換する場合もあるというが，本症例では無声子音への置換はなかった。

次に，サ行がシャ行への置換があったため，サ行の音素，単音，誤り音と正音との出し分け，単語，短文，長文，長文の暗記という順序で進めることとした。

NPO金沢方式研究会の患者会は，就学以降も安定した構音を維持するため，また，学校での聴こえや学習の相談，就職後の人間関係などを相談できる場所として，毎月1回STによる地区別の構音訓練を主催している。本例も地区別の構音訓練時に気になる構音の訓練を行うこととした。

4．訓 練 経 過

訓練経過を以下の表に示す。

年　　齢	訓練を行った音	誘導方法など
7歳4ヵ月	・/n/ 単音	・口唇を閉じ「ンー」と構音させながら軽く口を開く ・やさしく口を開けても奥舌が上についているかことばで説明しながら行い，ことばでわかりにくいときは鏡を使う
7歳5ヵ月	・/n/ 単音 ・/n/ 単語	・ンを連続で安定するまで練習 ・/n/音が語尾，語中にくる単語の音読練習 ・ンのつく単語を集め意味の理解を確認しながら進める ・意味がわからないと言うこともあり練習の持続が難しいこともある
7歳6ヵ月	・作文 ・/çi/-/ʃi/出し分け	・自身の作文音読 ・ヒは優しく言うように声かけしながら，シは歯と歯をしっかり閉じる，と声かけしながら行う
7歳9ヵ月	・/çi/，/ʃi/単語 ・短文	・音読練習 ・/çi/音と/ʃi/音が各々語頭，語尾，語中にくる単語の音読練習 ・必ず意味を確認しながら，自分で短文をつくって音読へと進める

7歳10ヵ月	・短文 ・短文の暗記	・ヒに○印をつけ意識して音読練習後，○印を消して音読する ・1文ずつ暗記，できたらほめる
7歳11ヵ月	・/n/単音 ・/n/単語	・装用閾値の上昇があり，ンの音が崩れており再度練習 ・ンの連続音から単語へ進める ・口形を見せながら，文字も使用する
8歳0ヵ月	・/s/単音	・スの構えで呼気を強く出す ・かみ合わせのずれがみられ，咀嚼の練習を追加する
8歳4ヵ月	・/s/単音	・聞き返しが増え，母親に人工内耳のマッピングの予約などを伝える
8歳5ヵ月	・/s/単音 ・サ行単語	・スを強く言うことに母音をつなげてサ行を誘導する ・声を出さず定着してから声を出していくようにする
8歳8ヵ月	・サ行短文	・音読練習 ・サ行が崩れ，聞き返しが多く装用閾値の低下が疑われたため，口元が見えるように実施，文字も使用する ・誰にでも話しかけたりすることがあると母親より相談あり，相手の気持ちを考えることなどを伝える
8歳10ヵ月	・作文 ・サ行の練習	・音読練習 ・ス・セが弱くソは安定している ・ソース，ソーセとソを利用し練習実施 ・声を出さずに練習後声を出す ・速く言っても崩れないようにする
8歳11ヵ月	・サ行短文 ・短文の暗記	・弱いスに○印をつけ意識し強く息を出す，その後○印を消し音読練習 ・手に息をあて息の強さを自覚する ・1文ずつ暗記する
9歳2ヵ月	・長文	・音読練習 ・意味を意識する，聞く人のことを考えて読むことを心がける
9歳8ヵ月	・作文・感想文	・人工内耳を「Nucleus 6サウンドプロセッサ」に交換し聞き取りは良くなり，自身の書いた作文や感想文を音読練習 ・読書量の増大を図るため，作文より感想文を書くようにすすめる ・サ行は安定
10歳0ヵ月	・説明文	・説明文を書いてくるが，わかりにくい箇所があり誰が読んでもわかるように意識して書くことを伝える

10歳7ヵ月	・/se/・/dze/の練習 ・サ行・ザ行の交互練習	・セがシェ，ゼがジェに置換 　スエ，ズエと連続で速く繰り返す ・息の強さを意識してサ－ザ，シ－ジ， 　ス－ズ，セ－ゼ，ソ－ゾと練習する
11歳0ヵ月	・文章 ・ハ行・カ行練習	・音読練習 ・ハ行が開鼻声，カ行が鼻濁音となる ・鼻の下に鏡を置き，目で見て本人が自覚で 　きるようにする ・声を出さずに言い，鏡のくもりの有無を確 　認する
11歳5ヵ月	・ハ行・カ行練習 ・無声音・有声音 ・サ行の練習	・音読練習 ・ハ行・カ行を声を出さない（無声音）と声 　を出す（有声音）を交互に練習 ・サ行は崩れやすく，時々サ行での息の強さ 　を確認する
11歳9ヵ月	・物語 ・物語の暗記	・音読練習 ・カ行のみ時々鼻濁音となる
12歳5ヵ月	・物語	・音読練習 ・音読速度が速いため，ことばの意味を考え 　聞き手を意識することを伝える

　現在は，NPO金沢方式研究会の患者会が主催している地区別の指導の場に月1回から2ヵ月に1回の頻度で参加し，構音や学校のことで相談があった場合にSTが指導している。

5. ま と め

　本症例は人工内耳を装用しているが，就学以降も構音の問題が残存した例である。

　本症例では3歳6ヵ月に人工内耳を装用したが，補聴器装用時期に聴力が不安定であったために，正しい音の獲得が遅れ，その結果就学時にはまだすべての日本語の語音は獲得されていなかった。また，幼児・児童読書力テストよりテスト5（文字の認知）が5歳では段階2（中より低い）であったが6歳4ヵ月では段階5となり，平仮名文字の獲得が5歳以降であったことがわかる。さらに，構音指導を開始する前にテスト3（音節の分解）とテスト4（音節の抽出）を獲得していてほしいが，本症例では，音節の分解と音節の抽出がともに段階3と獲得が少し遅れていた。これらが構音の習熟に時間を要した原因と考えられる。現在，崩れやすかったサ行の構音は安定しているが早口になりやすく，会話明瞭度は2（時々わからないことばがある）である。

Ⅳ　ラ行音の訓練

1．症例の概要

〈**主　訴**〉　母親より：ことばの訓練を受けたい。

〈**現病歴**〉　A病院にて新生児聴覚スクリーニング検査は要精密検査という結果となり，B病院にて聴性脳幹反応（auditory brainstem response；ABR）を行い，生後3ヵ月で難聴と診断された。0歳4ヵ月から両耳に補聴器を装用し，保護者の希望により金沢方式による訓練を開始した。平均聴力レベルは100dB以上であり，2歳5ヵ月時に左耳に人工内耳埋め込み術（CI24）を受けた。プロセッサ（体外機器）は当初は「Nucleus 5サウンドプロセッサ」であったが，現在は「Nucleus 7サウンドプロセッサ」に変更して装用している。平均装用閾値は22.5dB（図6-2）である。

〈**耳鼻咽喉科所見**〉　両鼓膜所見異常なし。

〈**発達歴**〉　身体発育の遅れは特になし。

〈**教育歴**〉　4歳から保育園に通園。

〈**家族構成**〉　祖父母，両親，きょうだいとの6人家族。

〈**言語指導経過**〉　指導開始から補聴器を装用して，聴覚補償を図るとともに，訓練の

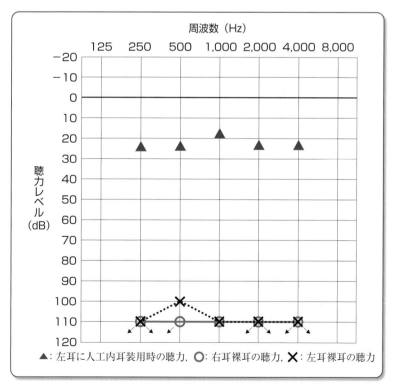

図6-2　本症例のオージオグラム

初期から手話（日本語に対応した手話で助詞の部分は指文字も利用）も話しかけと併用して親子のコミュニケーションを図った。子どもが手話を理解・表出できるようになったら，次に手話で覚えたことばを文字（単語レベル）や聴覚読話へ移行する金沢方式という方法をとった。

　本児の表出手段は0歳8ヵ月で「バンザイ」の手話表出から始まり，0歳11ヵ月から手話を併用しながらの音声言語がみられた。2歳5ヵ月から人工内耳を装用すると，徐々に手話を伴った表出が少なくなり，3歳6ヵ月頃には音声言語のみでの表出となった。構音検査を実施した4歳11ヵ月時点の理解語彙数は聴覚読話が2,615語，表出語彙数は自発語が1,382語となった。その後，就学時は聴覚読話3,657語，自発語が1,936語に達した。

2．評　　　価

1）言語検査結果

(1)　幼児・児童　読書力テスト（金子書房）

5歳0ヵ月時，読書力偏差値68，読書力偏差値段階点5（優）

(2)　絵画語い発達検査（PVT-R）

・検査施行時の方法：聴覚のみで実施

・生活年齢：5歳10ヵ月

・語彙年齢：4歳8ヵ月（SS 7）

(3)　教研式新読書力診断検査　低学年用

・検査施行時の方法：聴覚のみで実施

・5歳10ヵ月時

・読書力偏差値　58

・読書学年　2年1学期

2）WISC-Ⅲ知能検査（図6-3）

・検査施行時の方法：聴覚のみで実施

・年齢：6歳2ヵ月

・言語性評価点合計61，VIQ114

・動作性評価点合計59，PIQ113

・全評価点合計120，FIQ115（平均の上）

検査時間は2時間弱要したが，離席することなく検査を行うことができた。言語性検査の課題では，解答が単語から二語文中心であったが，必要な要素は含まれていることが多く，評価点は知識14，類似14，単語14，理解9であった。算数の評価点は平均の10であった。数唱は順唱が3桁，逆唱が2桁までで評価点6となり，聞き取りが影響していると考えられた。動作性検査はすべて評価点10以上であり，視知覚課題は良好であった。

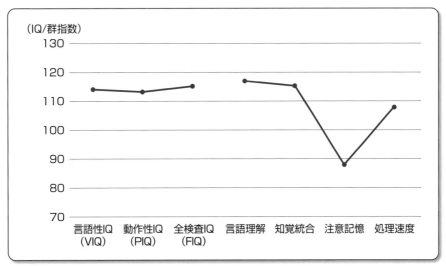

図6-3　本症例のWISC-Ⅲ知能検査の結果（6歳2ヵ月時）

3）構音訓練開始時の構音の様子

　普段，言語訓練に通院しているため，本児は特に緊張することもなく，検査が可能であった。

(1)　構音器官の形態

　口腔，舌，口蓋ともに器質的な異常はなかった。歯列にも咬合異常はなかった。

(2)　構音器官の機能など

　舌運動で，舌を前に出す，下唇をなめる，上唇をなめる，口唇をとがらす，舌を出したり入れたりの交互運動に支障はなかった。

　声，プロソディは少し抑揚が乏しいが，開鼻声などはなかった。

(3)　会話明瞭度

　会話明瞭度は3（話題を知っていればわかる）。

(4)　構音検査（単語）結果（4歳11ヵ月時）

〈方　法〉　絵＋文字提示にて音読

〈結　果〉

・軟口蓋音が歯茎音へ置換

　/k/ → /t/

　（例：taiko（タイコ）→ taito（タイト），sakana（サカナ）→ ʃatana（シャタナ））

　/g/ → /d/

　（例：megane（メガネ）→ medane（メダネ））

・破裂音が摩擦音に置換

　/k/ → /h/

　（例：kani（カニ）→ hani（ハニ），koppu（コップ）→ hoppu（ホップ））

・/ke/「ケ」は発音できることもあった

（例：ke：ki→（ケーキ），poketto（ポケット）→toketto（トケット））

・歯茎音が歯茎硬口蓋音に置換

/s/→/ʃ/

（例：sakana（サカナ）→ʃakana（シャカナ），sora（ソラ）→ʃora（ショラ），semi（セミ）→ʃemi（シェミ））

・弾音が破裂音へ浮動的に置換

/r/→/d/

（例：robotto（ロボット）→dobotto（ドボット））

・省略

（例：budo：（ブドウ）→udo：（ウドウ），tsumiki（ツミキ）→umiki（ウミキ））

3．全体像の整理と訓練方針

　本児は高度難聴児で生後4ヵ月から言語指導を受けている。2歳5ヵ月から人工内耳を装用しており，装用閾値も22.5dBとなっているが，構音障害が残存している。幼児・児童読書力テストで，言語発達はほぼ順調と考え，就学1年前（5歳2ヵ月）から構音訓練を開始するために構音の評価を行った。その結果，舌の交互運動ではわからなかったが，構音動作時の舌の緊張が弱いことが判明した。そのために，家庭ではできるだけたくさん親子で話す機会をもつことから開始することにした。うがいなど口腔内の刺激になるようなことも実施してもらった。

　訓練音の順番については，構音発達が早い音（カ行）から，音素，単音，誤り音と正しい音との交互運動，単語，短文，長文の音読，文の暗唱という順序で進めることとした。就学前には月に2回，1回30分程度の訓練を行い，家庭で保護者が訓練をできるように指導した。

4．訓練経過

　年長から小学3年生までの構音訓練を行った経過を以下の表に示す。

年　齢	訓練を行った音	誘導方法など
5歳3ヵ月	・/k/単音	・/t/を連続でささやき声で繰り返すときに下顎を固定し，舌圧子などで舌尖を押さえ/k/を誘導する
5歳4ヵ月	・/k/無意味音節2音	・訓練音の前後に母音をつけ音読 かーあ，かーい，かーう，かーえ，かーお あーか，いーか，うーか，えーか，おーか
5歳5ヵ月	・/k/-/t/の交互訓練 ・カ行単語	・音読 かーた，きーち，くーつ，けーて，こーと ・/k/音が語頭，語尾，語中に入る単語の順

5歳7ヵ月	・カ行単語 ・/b/-/d/-/g/の交互訓練	・音読 ・音読　ば-だ-が，び-ぢ-ぎ，ぶ-づ-ぐ， 　べ-で-げ，ぼ-ど-ご
5歳8ヵ月	・カ行短文 ・長文の音読 ・文の暗唱	・音読 ・物語『桃太郎』を用いて音読 ・1文ずつ暗唱する
5歳9ヵ月	・自作の詩の音読	
5歳11ヵ月	・長文の音読 ・/r/-/d/-/n/の交互訓練 ・/s/　単音 ・/s/-/t/の交互訓練	・物語『シンデレラ』の音読 ・音読 ・スを強く言うことに母音をつなげてサ行を 　誘導する
6歳0ヵ月	・文の暗唱 ・/tsu/単語	・入学を祝う会での発表練習 ・音読　/tsu/音が語頭，語尾，語中に入る 　単語の順
小学1年生	・キ-チ，キャ行-チャ行， 　/k/-/t/の交互訓練 ・/d/，/r/，/tsu/単音 ・キャ行，ギャ行単語 ・ン単語 ・/s/-/dz/の交互訓練 ・教科書音読	・誤りやすい音を単音で早く出し分け，でき 　たら単語に移る ・音読 ・「ズア」から「ザ」に誘導 ・数を速く数える課題 ・自然な速さで読む
小学2年生	・/s/，/dz/，シャ行 ・/r/単音から ・物語	・単音を確実にして，無意味音節，/r/音が 　語頭，語尾，語中に入る単語，短文へ
小学3年生 以降	・/s/ ・/r/	・「～です」等，文末に出てくる/s/が弱く 　ならないように意識する

　構音訓練の前に口腔内の刺激になるような口の運動や，たくさん話してもらうことを行った結果，開始1ヵ月でパ行，タ行，/s:/（スー）という音も強く発音できるようになってきた。このため，構音発達が早く，正音が獲得されれば発話の明瞭度が上がるカ行を就学時健診までに獲得することをまず目指した。カ行は訓練を開始してから6ヵ月で自由会話への般化が進み，自己修正もみられるようになった。詩の音読や文の暗唱で誤りやすい音は，単音で取り出して課題とした。

　小学校に入学後，言語指導の回数は減ったが構音訓練は継続した。発話速度が全体的にゆっくりであったため，教科書を使用して大人が読むスピードを計測し，本児も同じ秒数で読む課題から始め，次の段階では暗唱してもらい，自然な発話速度を目指した。数唱には訓練音のサ行が多く含まれるため，速く数える課題も取り入れた。小学2年生ではサ行，ザ行，シャ・シュ・ショの訓練を継続しつつ，ラ行を単音から開始し短文まで進んだ。小学3年生になると，自分で構音の不十分なところに気づいて言い直しをする場面がみられた。高学年でもラ行の訓練は継続したが，他者に伝えるときは訓練音を意識できるようになり，現在の会話明瞭度は1（よくわかる）である。

　現在は，2ヵ月に1回当院への通院と，患者会が主催している地区別の指導日に，構音や言語面，その他相談がある場合にSTが指導している。マッピングに関しては他施設で行っているが，そこで実施された語音弁別検査結果にて，ラ行をバ行に聞き誤る傾向があったと情報を得ている。

5. ま と め

　本症例は人工内耳装用例で，就学以降も「ラ行」音の問題が残存した例である。語音弁別検査の結果より，ラ行の聞き取りにくさも影響していたと考えられる。また，幼い頃から自発的にどんどん話をする子どもではなく，3歳年上のきょうだいがよく話すので，聞き役になっていた傾向がある。そのために，構音訓練の前に少し口腔内運動を取り入れた症例である。早期に人工内耳を装用した例では，ほとんど就学前に構音は獲得するが，本児でみられたように，いったん正しい音を獲得しても月日が経つにつれて正しい音が崩れることもあるので，定期的にSTによる評価が必要である。

引用文献

1）宇良政治：人工内耳装用児の構音発達，JOHNS；21巻4号：605-612，2005
2）富澤文子，河野淳，芥野由美子　他：中学校以上に進学した人工内耳装用児における聴取・発話・語彙力の検討，Audiology Japan；57巻：250-257，2014
3）能登谷晶子，原田浩美，山﨑憲子　他：0〜1歳代から訓練を開始し，2〜3歳代に人工内耳を装用した高度聴覚障害児8例の術後1年の文の発達，Audiology Japan；60巻5号：414，2017
4）白井杏湖，齋藤友介，河野淳　他：学齢期にある人工内耳装用児の構音に関する検討，日本耳鼻咽喉科学会会報；121巻3号：201-209，2018

参考文献

・能登谷晶子　編：ことばの障害と相談室．エスコアール，2012
・平野哲雄，長谷川賢一，立石恒雄　他編：言語聴覚療法臨床マニュアル（改訂第3版），協同医書出版，2014
・阿部雅子：構音障害の臨床—基礎知識と実践マニュアル—，金原出版，2013

コラム-3
重度難聴児をもつ親の立場から（人工内耳装用例）

◆　◆　◆　◆　◆

　悠晴は，2008年に小松市で生まれ，産院での新生児聴覚スクリーニングで要精密検査になり，その後改めて市民病院にてABR検査を行った結果，80dB以上の高度難聴と診断されました。

　それから金沢大学附属病院への紹介状を書いてもらい，耳鼻咽喉科を受診して検査を受けました。その後言語外来の能登谷先生と初めてお会いしました。能登谷先生から難聴によって生じるさまざまな問題や金沢方式による訓練法の進め方についてのお話をお聞きし，後日ろう学校と金沢方式を見学しました（石川県のシステムで，難聴はろう学校か金沢方式のどちらかで訓練を受けるシステムになっています）。

　金沢方式では，病院の外来でSTによる言語指導の際に家庭での訓練課題が決められます。そして保護者が，子どもの喜びそうな教材を手づくりします。石川県社会福祉会館で実施されている難聴児の訓練を見学したときに，子どもたちが漢字まじりの文章を読んで答えたり，楽しそうに会話をしたりする姿を見て，悠晴もこの子たちのようになってほしいと思い，生後5ヵ月から補聴器を装用し，訓練を開始しました。

　0歳代は，補聴器になれること，手話やジェスチャーで親子のコミュニケーションをとることに重点を置いて生活をしていました。補聴器は生後11ヵ月になる頃には1日中つけていられるようになりました。

　生後10ヵ月になる頃，初めて手話で「ちょうだい」を表出し，同じ頃，初めて聴覚読話で「わんわん」を理解しました。自発語はまだほとんどなく，車の「ブーブー」や飛行機の「ブーン」など音を表すものが出ていました。

　1歳代になると，手話の理解表出だけなく，補聴器を通しての聞こえと読話による理解語彙が400語以上に達し，文字単語の理解が始まったのは1歳1ヵ月のときからで，最初に理解したのは「お風呂」でした（お風呂という文字を見て，ジェスチャーをしてくれました）。200語近い文字単語理解ができるようになり，自発語も58語と少しずつ出るようになっていきました。

　発音の面では，1歳1ヵ月頃から手話を併用しながらの発話がみられ，母音が並んだような語彙（桃→おお，嫌→いあ，黄色→いーお，ワンワン→あうあ　など）や，「タ行」や「ダ行」の音（お父さん→とおとん，お母さん→たたん，消防車→どーどーた，救急車→んーんーた，交換→とうた，お茶→んた，行ってらっしゃい→いたったーい，よいしょよいしょ→どっとどっと，出発進行→んたーんとー，到着→とーたー　など）が多く出ていました。

　1歳の頃は，中耳炎や滲出性中耳炎を頻繁に繰り返し，補聴器を着けられない時期がよくありました。1歳6ヵ月になったある日，名前を呼ぶといつも返事をしていた

　悠晴が，いくら名前を呼んでも返事をしないことに私は気づきました。耳鼻咽喉科医院を受診しても中耳炎等の異常はなく，補聴器の故障もなかったため，心配になり聴力検査をしていただいたところ，裸耳で100dBまで聴力が悪化していました。その日から薬を服用し，裸耳で85〜90dB，補聴器装用で50〜60dBまで回復しましたが，それ以上は回復せず，その後徐々に低下していきました（聴力悪化前は，裸耳で80dB，補聴器装用で40〜45dBでした）。

　3歳代になると，手話による表出が1,000語以上に達し，聴覚読話による理解が700語を超え，文字理解が1,000語近くになりました。自発語は，手話を併用しながら五語文くらいの発話が出るようになりました。

　発音の面では，これまでの発音から少しずつ変化がみられるようになり（お父さん→とおとん→とおたん，救急車→んーんーた→くーくーた，パンツ→ぱーん→たんとぅ，バイバイ→だいだー→ばーばい，りんご→んーご→いんご，カッコいい→あっいー→あっおいー，いただきます→んあんまー→いたーあー　など），他にも出る音が増えてきました（パワーショベル→ぱーばうっう，空っぽ→あっぽ，始まった→あーまった，ラーメン→あーめ，忘れた→わた，何→あに，何色→あにろ，みかん→んか　など）。

　1歳6ヵ月のときに聴力が低下してから，補聴器では特に高音域の反応が悪くなったため，悠晴のこれからの生活面や教育面を考慮し，人工内耳にすることを決め，3歳6ヵ月のときに金沢大学附属病院にて左耳に人工内耳（「Nucleus 5サウンドプロセッサ」）を埋め込む手術を受けました。手術の1ヵ月後に音入れをしてから定期的にマッピングをしていただき，平均装用閾値は30dB程度になっています。

　5歳3ヵ月になる頃には，手話の表出はほとんどなくなり，口話でのやりとりが主体となりました。しかし，発音はいつも一緒にいる家族には伝わっても，たまに会う人や，店の店員などにはなかなか伝わりませんでした。

　就学1年前の5歳7ヵ月から福祉会館での発音訓練（次頁の表を参照）が始まりました。能登谷先生は，五十音の確認をしてから悠晴に合った出しやすい音などを判断し，ご指導してくださいました。あいうえお（母音）の口形や，唇や舌の使い方，息の出し方などについてご指導いただき，必要に応じてアイスの棒や鏡など道具を使って練習しました。

　悠晴は発音だけでなく，声も不安定で，ところどころ裏返ったような高い声をよく出していました。特に「ふ」「ほ」「つ」の音は高くなることが多くありました（「吹け」「袋」「風船」「お風呂」「台風」「ふわふわ」の「ふ」，「魔法」「横断歩道」「ほうき」の「ほ」，「見つけた」や「きつつき」の「つ」など）。しかし，発音訓練を受けていくうちに声の裏返りは少しずつ落ち着いていきました。

　6歳代（就学時点）になると，聴覚読話でも文字理解でも3,000語を超え，自発語も1,600語ほど出るようになりました。

　発音は，まだ不明瞭ではありましたが，少しずつ改善してきました（ありがとうございました→あいだとごだいだった，落ちちゃうよ→おちゃうよ，覚える→おごえる，びっく

表　就学1年前から開始した発音訓練の経過

年　齢	発音の指導内容
5歳7ヵ月	母音の口の形の確認 「パ行」唇を強くはじく　ぱぱぱ，ぴぴぴなど連続しての発音 ぱーぷ，ぷーぺ，ぽーぽ，ぴーぷ　など言い分け
5歳8ヵ月	「ハ行」の練習も並行して実施　「ハ行」弱く息を吐く
5歳9ヵ月	「タ行」舌と下顎の分離，上唇をなめる 「サ行」サがシャになるため，「しあ」「し」「しう」「しえ」「しお」や「すあ」「すい」「す」「すえ」「すお」などで練習
5歳10ヵ月	「カ行」下顎・舌をアイスの棒で押さえる かかか，ききき　など連続しての発音 ぱーたーか，ぴーちーき，ぷーつーく，ぺーてーけ，ぽーとーこ　など声は出さず（無声子音），できるだけ速く交互に発音
5歳11ヵ月	「マ行」口を閉じてから「んあ」「んい」「んう」「んえ」「んお」で練習 「ナ行」口は閉じず，舌先を上顎につけてから「んーあ」「んーい」「んーう」「んーえ」「んーお」で練習
6歳0ヵ月	「バ行」「ぶ」が出しやすかったため，「ぶ」を軸にして「ぶあ」「ぶい」「ぶ」「ぶえ」「ぶお」で練習 ぱーばーま，ぴーびーみ，ぷーぶーむ，ぺーべーめ，ぽーぼーも　など言い分けを練習するが，「マ行」が不安定なため，マ行を重点的に，口先をしっかり閉じることを意識して練習 「わ」「うあ」の発音で練習
6歳1ヵ月	うーぶーぶーぶ　で練習をしたら，「バ行」が良くなってきたが，「マ行」との混乱がみられた
6歳2ヵ月	「ガ行」ばーが，びーぎ，ぶーぐ，べーげ，ぼーご　や，かーが，きーぎ，くーぐ，けーげ，こーご　で練習 「ダ行」ばーだ，びーぢ，ぶーづ，べーで，ぼーど　や，たーだ，ちーぢ，つーづ，てーで，とーど　で練習
6歳3ヵ月	「ザ行」　ダ行の「ぢ」とザ行の「じ」は同じ音とわかったので，「じ」を軸にして，ざ＝じゃ，ず＝じゅ，ぜ＝じぇ，ぞ＝じょ　に置き換え練習
6歳4ヵ月	さーざ（じゃ），しーじ，すーず（じゅ），せーぜ（じぇ），そーぞ（じょ）で言い分けの練習 「バ行」単音から，単語（ばけつ，びすけっと，ぶどう，べんとう，ぼうしなど）に進む 「ダ行」単音から，単語（だいこん，じ（ぢ）かん，ず（づ）ぼん，でんち，どうぶつ　など）に進む
6歳5ヵ月	「ラ行」口は閉じず，舌先を少し丸め上顎につけてから音を出す らーだ，りーぢ，るーづ，れーで，ろーど　で言い分けの練習 「家族や友達の名前」や「あいさつのことば」の音読
6歳6ヵ月	「ず」の音を重点的に練習 「ザ行」ずあ，じ，ず，ずえ，ずお　で練習 しーひーち　の言い分けを速く言えるように練習 「数え方（一つ，二つ，三つ）」で発音練習
小学校就学	

りした→いっくいーた，遊ぼうね→あこぼーえ，欲しいですか→おいーでっか，またお越しください→まあおおいうだたい，貸してください→あってうだたい，逃がしてあげようね→いがってあげおーえ　など）。

　就学以降の7歳2ヵ月から，金沢方式研究会の地区別訓練に移行し，1〜2ヵ月に1回のペースで折戸先生にご指導をいただき，現在（12歳10ヵ月）に至ります。

　家族以外の人とのやりとりには母の通訳が必要でしたが，年長から発音指導を受けさせていただき訓練を続けた結果，今では母の仲介がなくても自分で人とのやりとりができる発音になりました。しかし，「サ行」は崩れやすく，「カ行」はきちんとした音を安定して出せるよう現在も練習中です。

　難聴が発見され金沢方式と出合ってから，能登谷先生をはじめ，先生方には多くの時間を割いてご指導いただいております。定期的に発音指導を受けさせていただけることに感謝しています。正しい日本語を話せるだけでなく，明瞭な発音を身につけ，維持していくことは，子どもにとって大切だと思いますので，きれいな発音を身につけ維持していけるよう，これからも親子ともに意識して訓練を継続していきたいと思います。

コラム-4
重度難聴児をもつ親の立場から（人工内耳と補聴器の併用例）

◆ ◆ ◆ ◆ ◆

〈紹　介〉

　次女楓は先天性の重度難聴で，現在中学校１年生です。

　幼児期から金沢方式の言語訓練を受け，年長から現在まで定期的に発音指導を受けています。左耳に人工内耳を装用し，右耳に補聴器を装用しています。地元の友達と同じ中学校に通っており，部活動は英語部に所属しています。

　外では全体的におとなしく，マイペースですが，家ではひょうきんな一面もあります。

〈聴力・言語訓練の経過〉

・新生児聴覚スクリーニングでリファー，０歳３ヵ月で重度難聴と診断

・生後４ヵ月から補聴器装用し，金沢方式での言語訓練を開始

・滲出性中耳炎を繰り返し，聴力は不安定（裸耳110～120dB，補聴器50～80dB），人工内耳手術前までの聴覚読話は伸び悩む（理解語彙　聴覚読話　約60語，音のみで約15語）

・２歳５ヵ月で人工内耳埋め込み術，２歳６ヵ月で音入れ開始（「Nucleus 5サウンドプロセッサ」），１ヵ月以内に人工内耳平均装用閾値左右とも30dBとなる

・４歳６ヵ月で手話が完全に消失し，自発語のみとなる

・６歳１ヵ月で就学

　楓には同じく重度難聴で人工内耳を装用している高校１年生の姉がいます。姉とは学校生活での悩みを相談し合い，趣味も合い，とても仲の良い姉妹です。

　楓の難聴がわかった時点で，長女は３歳で，訓練も今まで以上に大事な時期を迎えていました。当時の私には悩んで立ち止まっている暇はなく，前を向くしかありませんでした。１人でも大変な訓練が，２人同時となると正直どこまでできるかという不安もありましたが，何より２人の存在が私を励まし「やれるだけ頑張ろう」と思うことができました。生後３ヵ月で重度難聴と確定診断を受けた後，生後４ヵ月で補聴器を装用し，姉と一緒に石川県社会福祉会館へ通い始めました。

　わが家は主人の両親と同居しており，２人の娘たちに生活の中や遊び相手としてよく関わってくれました。特に祖母は，可能な限り手話を覚え，話しかけてくれました。そして片道２時間かかる福祉会館へ毎週一緒に通いサポートしてくれました。

　長女は活発で，好奇心旺盛でよくしゃべりました。楓は，姉の歌やダンス，絵本を音読する様子などを見て育ちました。お座りができるようになる前から，ままごとやごっこ遊びに入れられていました。楓は小さいときから絵を描くことや本を読むことが好きです。お話づくりも大好きで，今は漫画のようなものをよく描いています。楓

が低学年までは従姉妹も交えて4人で劇をつくり，親戚が集まると家族に披露してくれました。

　保育園には4歳6ヵ月（年中9月）のときに入園し，集団生活に入りました。

〈発音指導の経過〉

・就学前（月2〜3回）

　発音指導は年長の4月（5歳1ヵ月）から開始となりました（発音指導開始時の語彙数は，文字理解＝約3,000語，聴覚読理解＝約2,600語，自発語＝約1,400語）。

　難聴の発音訓練では音の聞き分けをしっかり確認しておくことと，不十分な音に関しては体や感覚で発音の仕方を覚えるしかないことをご指導いただきました。

　訓練は，まずは自信をもって話し，発音全体が強くなることを優先に行うこととなりました。たくさんしゃべることで舌の運動にもなるとご指導があったので，家ではたくさん話すことを心がけました。そして話すこと自体を嫌いにならないために，会話の中で自発的に話しているときは，気になる発音があっても，指摘せず自由に話させるようにし，誤った音の修正は発音の練習時間のみとしました。

　楓は，性格的に注意されることや失敗に敏感で，自信をなくしやすいところがあったため，発音の誤りを指摘しすぎず，先生にご指導されたように1音でも正しく発音できたら花丸をつけよくほめることを心がけました。

　自宅での発音訓練は，短い時間でも基本的に毎日行いました。机上での言語訓練，発音訓練ともに子どもの意欲をもたせるために，毎日トークンエコノミーを参考に，一つの課題が終わったらシールを貼ってほめることを行いました。終わりが見通せ，ほめられるので，少々面倒そうでも嫌がることはなく素直に取り組んでくれました。

　発音訓練を始めてから，みるみる発音できる音が増え，会話も聞き取りやすくなりました。通じることで，また話したくなるのか，よくしゃべるようになりました。徐々に正しい発音を身につけていったことが，本人の気づかないところで少しずつ自信が生まれてきていたのかもしれません。ただ，家ではよくおしゃべりをしましたが，自信のなさからか，外では声も小さく，話すことに消極的でした。発音指導の場面で，よく知っている言語聴覚士の先生との会話でも，質問に黙り込むということも多々みられました。

・小学校（月1〜2回）

　小学校入学後，学校にお願いし，学級だよりに楓の難聴のことや人工内耳のことの他，発音については練習中という内容も記載して配布していただきました。学校でも先生方や友達の理解を得ながら，学習にもついていくことができました。

　就学すると就学前に比べ，親と関わる時間は限定され，短くなりましたが，発音の誤りはできるだけ低学年のうちに修正し，正しい発音が定着できるように，とのご指導があり，発音練習は短時間でもできるだけ毎日習慣的に行うように心がけました。ただ，学校の生活に慣れるまでは，子どもが疲れているときは，無理をせず発音練習を週末にまとめて行ってもよいとのことでしたので，子どもに負担をかけすぎずに継

続することができたと思います。

　就学後は単音で主にサ行とラ行の訓練が中心となりました。出せる音に関しては，文レベルでの練習，文の暗唱を行いました。特にラ行は定着がなかなか難しく，現在でも崩れが目立つことがあります。

　言語聴覚士の先生から文の暗唱練習の際に，絵をヒントにするアイデアをいただきました。サ行の各音，サ行の混合およびラ行の各音，ラ行混合で文の暗唱を行う際に，文の下に文をイメージさせるイラストを入れ，それを見ながら読み，文を隠して暗唱する際はそのイラストをヒントにして行いました。

　就学後の発音練習として，教科書の音読も取り入れられ，1年生2学期頃から速く音読しても発音が崩れないようにする練習も加わりました。また，お話や詩などの創作を楽しんで行っていたので，自分で創作したお話や作文なども発音訓練で音読として使用してくださいました。

　中・高学年になっても，教科書の音読の宿題をよく活用し，発音の誤りを見つけたり，練習したりするのに非常に役立ちました。音読を聞く時間は，気になる発音は指摘したいのをぐっとこらえて，終わってから誤りのある音を単語で抜き出して繰り返し練習をしました。また，教科書の文章の発音を注意する場所に印をつけ，指摘されて治すのではなく，自分で意識して発音する，自分で気づいて自己修正できる工夫も行いました。

　4年生になる頃には音読中に自分で発音の誤りに気づき，修正する場面が見られるようになり，5年生の秋頃には，言語聴覚士の先生との会話でも黙り込むことは減り，自分のことばで返答もできるようになりました。先生には会話のテンポが速くなったとほめていただきました。5，6年生では，学級委員や児童会の委員長，放送委員などで，人前で話す機会が増えました。慣れるまで本人も緊張していたようですが，少しずつ自信をもって話すようになっていきました。

・現在・中学校1年（2ヵ月に1回程度）

　中学校に入る前は，同年代の子どもと比べると発音や声の幼さがあり，やりとりに違和感が生じないか少し心配でしたが，学校ではもともと仲の良い友達以外に新しい友達もでき，会話もできているようです。クラスメイトなどに自分から話しかけることもあるようで，自信がついてきているように感じます。

　一方家庭では，思春期に入り，もともと学校のことなどを自分から積極的に話すほうではなかったので，中学校に入るとますます自分から話すということは少なくなりました。こちらが聞けば答えるという会話が多いですが，それでも時々はうれしかったことや楽しかったことなどは報告してくれます。

　楓との会話の中で，知らないことば（特に熟語が多いですが）が出てくると聞き間違いが起きやすく，前後の文脈もスムーズに理解できないため，会話が止まることがあります。間違って耳から誤った音で覚えたことば（聞いたまま発音する）も時々聞かれ，文字で書いて訂正することもあります。語彙は熟語が不十分で，説明など相手に伝え

るときの表現力が乏しいと感じることがあります。やはり，聞くこと，話すことの根本には日本語の力が重要だと実感しています。

　言語聴覚士の先生には「自分の悩みをことばで考え，表現できることは大切なこと」だと教えていただきました。そして相談できるということは，自分の気持ちを伝える力があるということだと思います。難聴であっても聞こえる世界で同じ日本語を母語とし，自分で物事を考え，自分の意見をもち，親子や姉妹，そして家族で話し合えることは，素晴らしいことだと思います。

　中学校・高校と，自分の難聴という障害について，そして難聴以外にも深く悩むことがあるでしょう。難聴として生まれても，周囲と同じように難聴以外のことでも悩めることはとても幸せなことだと思います。改めて，人工内耳をして話せる難聴者として生きていくことを選択し，良かったと思います。そして，これからも子どもが自立して生きていく力をつけるために，不足分を補えるよう努力したいと思います。

〈感　想〉

　子どもの人工内耳の手術を選択するということは，「わが子が口話の世界で生きていく」と選択したことであり，親としての覚悟そのものです。それが補聴器であっても同じであると思います。そのために，親が知識をもつことは大事だと幼児期からの訓練を通して実感しています。

　「正しい日本語を身につけることが，会話の聞き取りや明瞭な発音を身につけることにつながること」それを言語聴覚士の先生方は教えてくださいました。

　正しい日本語力（読み書きができること）の獲得とともに，発話で十分に通じることを明確な目標として，親である私自身がもつことができました。

　発音は，いったん身につけたようにみえた発音も，定着するまで何度も崩れる可能性が大きいこと，崩れを自覚しにくく周囲の大人も気づきにくいこと，就学以降も，人工内耳（補聴器）の管理と同時に，定期的な発音のチェックは不可欠であるということを教えていただきました。家族内で口話による会話が通じ，生活の中でのやりとりに不自由を感じなくなると，発音の細かい崩れや変化に気づきにくいことがあります。発音がきれいであればあるほどそうなるでしょう。実際に，会話の中では感じない発音の崩れを，教科書などの文章の音読では気づく，ということがありました。

　現在でも，不十分で定着しきれていない発音はあり（会話上のラ行の音），今後も発音のチェックや訓練の継続は必要だと思いますが，一定の発音を身につけられた理由として，就学以降も継続して発音指導をはじめとし，細かいご指導を受けられたことが大変大きかったと思います。

　中・高生になった娘たちには，難聴者としてのアイデンティティの確立のために「どうやって自分が話せる難聴者になったのか（訓練の内容や経過など）」「それを選択した親の思い」についても理解できるような関わりを大切にしていきたいと思います。

第7章
構音訓練が可能になるために必要な要因

I 構音の習得と訓練適応

1．発達途上の構音の誤り

　子どもが構音を習得する過程において，発話中の子音を省略したり，習得が遅い音を別の構音点や構音方法に置き換えたりする発達途上の誤り（未熟構音）がしばしばみられる（表7-1）。未熟構音はすべての子どもで観察され，同じ音でも正しく発音できたりできなかったりする浮動性を特徴とする。子どもの知的能力や構音器官の運動能力に問題がなければ6～7歳頃までに自然に改善することが多く，発達途上の誤りのみを理由として低年齢で訓練を適応することはまれである。

2．構音訓練の適応と開始年齢

　構音訓練の適応とは，子どもが正しい構音を習得するための練習が必要かどうかを専門家が判断することである。訓練の適応は，子どもの発達年齢，誤り音の種類（発達途上の誤りか特異な構音操作の誤り），誤りの浮動性の有無，被刺激性の有無，本人の自覚，構音障害による二次的障害の有無などから判断する[1]。あわせて，構音障害に

表7-1　発達途上の構音の誤り

音	誤り方
k	t（－a, o, e, u）, tɕ（－i）
g	d（－a, o, e, u）, dz（－i）
s	t, ts, ɕ, tɕ, θに近い歪み
ts	t, tɕ
dz	d, dz
ɕ	t, tɕ
tɕ	t
dʑ	d
r	語頭：d　語中：省略，jに近い歪み
hɸç	省略

（今井智子：小児構音障害，言語聴覚士テキスト（第3版）（大森孝一　他編），p.378, 医歯薬出版, 2018）

表7-2　構音の完成時期（90%以上正しく構音される時期）

年　齢	高木ら	野田ら	中西ら
3：0〜3：5	10名　w, j, m, p, t, dg, tʃ, dʒ	50名　j, b, m, t, tʃ	
3：6〜3：11	16名　f, n	50名　p, k, g, ʒ	
4：0〜4：5	22名　ç, h, k	50名　h, ç, n, r	230名　w, j, h, ç, p, b, m, t, d, n, k, g, tʃ, dʒ
4：6〜4：11	28名　b	50名　w, d	303名　ʃ
5：0〜5：5	21名　dz	48名　s	281名　s, ts
5：6〜5：11	16名	50名　ʃ, ts, z	270名　dz, r
6：0〜6：5	20名	50名	380名
6：6〜6：11		30名	225名
備考	s, ʃ, ts, rは6歳6ヵ月までには90%以上正とはならない	ʒとdʒ, zとdʒは区別せずʒ, zとしている	単語で検査を目的とした音の初発反応による

（中西靖子，大和田健次郎，藤田紀子：構音検査とその結果に関する考察，特殊教育研究施設報告；1号：1-41，1972）

関連する背景要因と音韻意識の評価，課題遂行態度も重要である。すなわち，子どもの構音の全体像を捉えることが，構音訓練の開始時期と訓練期間・効果の予測につながると考えられる。

　一般的に構音訓練の開始年齢は4〜5歳頃とされる。その理由は，異常構音が矯正されないまま小学校に入学することで二次的問題をきたす可能性があること，構音操作の指示が理解できる年齢であること，子どもの構音器官の成長や構音運動能力の向上に伴い，ほとんどの構音が完成（表7-2)[2]して誤り音が固定化してくること，などである。

1）構音障害に関連する背景要因

　構音障害に関連する背景要因を明らかにすることは，構音器官の形態異常の有無と運動能力，聴力，知的発達と言語発達を評価し，原因が特定できる構音障害か否かを見極めることを意味する。構音器官の形態異常や運動の拙劣さによる構音障害では構音器官の運動訓練が適応となり，知的発達や言語発達遅滞に関連した構音障害は言語発達の評価と訓練が適応となる。このような子どもは，たとえ構音の問題を訴えて来院したとしても，構音訓練が第一選択にならない，もしくは複数の訓練を並行して実施することが考えられる。

　難聴による構音障害は，子どもの誤り音に一貫性がみられないことが特徴である。軽度難聴もしくは2kHz以上の高音域の聴力低下が早期に発見されないまま，構音の問題を主訴として難聴が発見されることもあり，慎重な対応を要する。

2）構音障害に関連する音韻意識

　構音訓練の適応時期は，子どもの音韻意識の発達が判断材料となる。これは，話し

ことばが語よりも小さい音の単位から構成されていることに気づき，語に含まれる言語音の操作を可能にする発達をさす。すなわち，「サクラ（桜）」という語が「サ」と「ク」と「ラ」という三つの音で構成されていることを知覚，判断する能力であり，「サクラ（桜）」という語の中に「ク」という音があることや，「サクラ」の「ク」も「クマ」の「ク」も同じ音であると知覚，判断する能力のことである。複数の音から構成される単語や文を正しく構音するためには，単語や文を構成する個々の音を同定する力や，音の順序を把握する力が必要とされる。語の音韻構造が十分に理解できていない子どもは，誤った構音を自身でモニタリングすること（自己モニタリング）が難しいと推察される。

Ⅱ　定型発達児と難聴児の音韻意識

　天野[3)]によれば，音韻意識とは「語を構成している音韻の系列を分析し，その音韻の順序的構成，およびその音韻の言語学的な特質の理解を基礎に語の音韻的組成，構成を知る知的な行為，技能」である。子どもの音韻意識の発達は，主に聴覚を利用した言語活動によって基礎が形づくられ，後に読み書き能力と相互作用的に発達する。

　音韻意識の発達は，聴覚的に提示された語を音韻の単位に分解する課題，音韻の同定・産生課題，特定の部分・音を削除する課題，音の配列順を逆にする課題，指定された位置の音を同定する課題，複数の構成要素を合成する課題，音を入れ替える課題，非語の復唱課題，などを通して評価することができる。

1．定型発達児の音韻意識

　通常の発達過程（定型発達）にある子どもは，音韻意識に関する特別な指導を受けることなく，5～7歳頃に自然に発達する。したがって，4歳後半から5歳頃になると，特殊音節が含まれていないほとんどの単語を音節に分解することができるようになる（表7-3)[4)]。ただし，文字を習得していない多くの4歳児は，音節への分解ができても，語頭，語尾，語中にある音を指摘したり，語から特定の音を探したりする課題は困難である（表7-4)。そのため，4歳以降の音韻意識は，文字との相互作用によって発達していくと考えられている。

表7-3　語を音韻の単位に分解する課題の正反応率

3歳前期	3歳後期	4歳前期	4歳後期	5歳前期
54.0%	58.0%	70.0%	96.0%	98.0%

＊対象は3歳2ヵ月～5歳11ヵ月の幼児60名。
＊特殊音節：拗音（"でんしゃ"の"しゃ"），促音（"はっぱ"の"っ"），長音（"おかあさん"の"かー"，撥音（"りんご"の"ん"），は課題に含まれていない。
（天野清：語の音韻構造の分析行為の形成とかな文字の読みの学習，教育心理学研究；18巻2号：12-25，1970)

表7-4　語の音節分解と「コ」の抽出課題の正反応率

単　語	音節分解	「コ」の有無および抽出
トコヤ	92.1%	51.3%
ホタル	92.1%	73.7%
コトリ	93.4%	61.8%
キノコ	93.4%	63.2%
タヌキ	93.4%	75.0%
コドモ	90.8%	56.6%
タイコ	92.1%	76.3%
オコタ	92.1%	52.6%
コシカケ	89.5%	51.3%
ネクタイ	77.6%	69.7%
ノコギリ	84.2%	48.7%
タケノコ	90.8%	68.4%
コイノボリ	80.3%	50.0%
ガスコンロ	77.6%	40.8%
オンナノコ	69.7%	69.7%
「コ」が語頭にある場合の平均		54.9%
「コ」が語中にある場合の平均		48.4%
「コ」が語尾にある場合の平均		69.4%
「コ」を含まない場合の平均		72.8%

＊対象は保育園の年中・年長児56名，幼稚園年中・年長児20名
　の計76名

（天野清：語の音韻構造の分析行為の形成とかな文字の読みの学
習，教育心理学研究；18巻2号：12-25，1970）

　　音韻意識が弱い子どもは定型発達児の中にも少なからず存在する。音節への分解も
抽出もできない子どもは，語は“いくつもの音の集合”ではなく“一つの不可分な連続
音”として知覚されていると推察される。このような子どもは，「サクラ（桜）」を「ア
クラ」ではなく「サクラ」と聴き分けることができても，「サクラ」の中に「サ」が
あると知覚，判断することは難しい。したがって，音韻意識と音韻の操作について，
音節の正しい分解から特殊音節を含めた語の分解へと段階的に練習していくことが望
ましいと考えられる。

2．難聴児の音韻意識

　　先にも述べたとおり，子どもの音韻意識の発達は，主に聴覚を利用した言語活動に
よって基礎が形づくられる。難聴が音韻意識の発達に与える影響は大きく，聴覚を利

表7-5　人工内耳装用児の音節分解と抽出課題の正反応率

	人数	分解	抽出			分解	抽出		
			カ（タ）ツ（ム）リ				コ（イ）ノ（ボ）リ		
5・6歳児	12	83.3	83.3	50.0	75.0	91.6	91.6	58.3	83.3
小学校1年	14	92.8	85.7	78.5	85.7	92.8	92.8	78.5	85.7
小学校2年	12	100	83.3	75.0	83.3	100	91.6	75.0	83.3
平均		89.3	84.1	67.8	81.3	86.9	86.8	70.6	84.1

＊語頭音，語中音，語尾音の正反応率の差について，健聴児と同様の傾向が認められる。
（長南浩人，齋藤佐和：人工内耳を装用した聴覚障害児の音韻意識の発達，特殊教育学研究；44巻5号：283-290，2007）

用した言語活動のみでは音韻意識の体系化が難しい子どもも存在する。

難聴児の音韻意識は，1970年代から主にアメリカにおいて研究が行われ，日本では齋藤[5]の研究が知られている。難聴児の音韻意識の発達に向けて，現在では，聴覚活用，口声模倣，読話，キュードスピーチ，指文字，手話，文字などのコミュニケーション手段を組み合わせた指導が行われている。これまでの研究から，難聴児は健聴児と比べて音韻意識の発達時期は遅れるものの，直音節の発達の様態は，健聴児と同様であることが示されている。

1）人工内耳と音韻意識

聴覚補償機器の技術的進歩はめざましく，現在では聴覚活用のみによる音韻意識の発達も報告されている。長南ら[6]は，人工内耳装用児の音韻意識の発達について，意図的に文字を利用した指導を受けた補聴器装用児とは異なり，音節分解と音節抽出の能力が健聴児に近い発達であったと報告している。人工内耳を早期に装用した子どもは，健聴児と同様に音のイメージを利用して音韻を分析するため，人工内耳による聴知覚が音韻意識の発達に関連すると推察される（表7-5）。

2）文字の早期導入と音韻意識

音韻意識は，文字習得や読み書き能力獲得の発達を支えるために必要な能力である。子どもが仮名文字を書く際，最初は語を音節単位に分解・抽出し，次にモーラ（拍）分解，文字単位へと分解していく。音韻意識は，文字との相互作用で発達することから，文字の導入によって難聴児の音韻意識の発達を促すことが可能である。

就学以前から文字による教育を受けた難聴児は，音韻分解の手がかりとして文字像を利用するとされる[5]。これは，特殊音節を文字単位（2単位分解，3単位分解）で分解する難聴児が存在すること，文字による教育を受けていない健聴児にはみられない分解方法であること，が理由である。就学以前から文字による教育を受けた難聴児は，音節抽出の際に文字のイメージを利用することで音節分解の不十分さを補うため，音節分解に比し音節抽出の正反応率が高くなる傾向にある。

また，発達早期から文字による教育を受けた難聴児は，健聴児と同じ時期に音節抽出が発達するとされる。発達早期から教育を受けた難聴児の音節抽出課題では，ほと

んどの子どもが同年齢の健聴児と同じ成績を示すこと，音節抽出の発達は，文字の認知，月齢，語の理解の三つの要因が寄与することが示されている[7]。

　聴覚を利用した言語活動のみでは音韻意識の発達に遅れをきたす難聴児の場合は，聴覚の活用に加えて，文字のイメージを利用した音節意識の発達に目を向けることも一案である。

引用文献

1）今井智子：小児構音障害，言語聴覚士テキスト（第3版）（大森孝一，永井知代子，深浦順一　他編），pp.377-385，医歯薬出版，2018
2）中西靖子，大和田健次郎，藤田紀子：構音検査とその結果に関する考察，特殊教育研究施設報告；1号：1-41，1972
3）天野清：音韻分析と子どものliteracyの習得，教育心理学年報；27号：142-164，1988
4）天野清：語の音韻構造の分析行為の形成とかな文字の読みの学習，教育心理学研究；18巻2号：12-25，1970
5）齋藤佐和：聴覚障害児における単語の音節分解および抽出に関する研究，東京教育大学教育学部紀要；24号：205-213，1978
6）長南浩人，齋藤佐和：人工内耳を装用した聴覚障害児の音韻意識の発達，特殊教育学研究；44巻5号：283-290，2007
7）Minoru Toyama, Masako Notoya, Hiromi Harada, *et al.*: An investigation into the syllable‐extraction skills of children with hearing impairments by the Kanazawa Method, Journal of Wellness and Health Care; Vol.43, No.1: 23-34, 2019

参考文献

・原恵子：健常児における音韻意識の発達，聴能言語学研究；18巻1号：10-18，2001
・原恵子：子どもの音韻障害と音韻意識，コミュニケーション障害学；20巻2号：98-102，2003
・M.Y. Webb, A.R. Lederberg: Measuring phonological awareness in deaf and hard-of-hearing children, J. Speech Lang. Hear. Res.; Vol.57, No.1: 131-142, 2014

コラム−5
学童期以降に構音訓練を継続できる
システムとしての患者会の組織
◆　◆　◆　◆　◆

　本書の症例に頻出する金沢方式による言語指導を受ける方たちは，NPO難聴と共に歩む親子の会 金沢方式研究会（以下，本会）に入会しています。会員は，聴覚障害をもつ本人とその家族で，世帯単位となります。

　本会では，聴覚障害児が学童期以降も継続して発音指導を受けることの主な理由を次の2点と認識しています。一つは，難聴児者の発音は健聴児者より崩れやすいうえに，本人や家族だけでは発音の崩れに気づきにくく，また，正しい音に戻す手段が親子では困難なことが多いこと。もう一つは，崩れた発音では他者とのコミュニケーションを図る際に支障をきたし，そのことが原因で難聴児者が周囲から孤立するおそれがあることです。そのため本会では，会員相互のつながりを深め，会員が学童期以降も継続して訓練を行えるように患者会を組織しています。

　友人同士で話すと早口になったり，聴力の変動や体調によっても，たちまち発話の明瞭度は低下し，そのままでは回復することが困難になります。発音の崩れの気づきが遅れれば，それだけ元に戻すまでに要する時間はかかります。正しい音に戻すために時間を要すれば要するほど，障害児者本人は，自分の発音では他人に通じないのではないか，このまま発音が治らないのではないか，という不安にさいなまれ，周囲と距離をおくようになり，孤立へと向かう傾向にあります。

　このような事態にならないように，本会では現在，石川県内の金沢，白山，能登の三つの支部ごとに，1ヵ月に1回の頻度でSTの先生方の協力を得て患者会の企画運営による発音指導を行っています。1回当たり2～4人程度が指導を受けています。1人当たりの指導頻度は，障害児者本人の言語獲得状況や年齢によってさまざまですが，総じて小学校3年生くらいまではおおむね1ヵ月に1回の頻度で行い，発音の基礎を固めるようにしています。系統的な構音訓練のおかげで単音から長文レベルにまで発音が明瞭になることは，多くの先輩方の姿が実証してくれています。要するにほとんどの子どもたちは，健聴児者と同じように，手話を用いず話しことばと書きことばによるコミュニケーション手段で生活しているのです。

　また，発音指導日には，発音指導を受けない会員も自由に集まることができます。そこには就学前の幼児や保護者も参加することができ，家庭での訓練で困っていることなどを先輩の保護者に相談したり，指導を受ける本人から普段困っていることやその対処方法などを聞いたり，本人同士は遊んだりして，親子ともども縦の関係づくりに務めています。このお互いに相談できる関係は，アドバイスを受ける会員だけでなく，アドバイスをする会員の自己有用感にもつながります。

　そして，この発音指導を身近な生活圏域ごとの支部単位で実施することにより，近隣地域ならではの情報（保育園や幼稚園，小・中学校などの聴覚障害児の受け入れ状況や耳鼻咽喉科医や小児科医の評判等）が共有しやすいというメリットもあります。少人数であるためさまざまな相談もしやすく，他の保護者にもわが子と話してもらうことにより，子どもの発音が崩れていないか確認する機会にもなりますし，成長していく聴覚障害児の姿を見ることが何よりの励みにもなっています。

　指導までの流れですが，各支部の調整係が就学後の患者の発音指導の必要回数を把握したうえで希望を募り，担当STと指導日の調整を行います。会場の手配から，当日の準備，指導終了後の指導料の徴収，次の担当者への引き継ぎ（輪番制を敷いている場合に限る）などの段取りをしています。この調整係は支部によって固定している場合もあれば，輪番制で担っている場合もありますが，輪番制で行ったほうが，会員各自の会への参画意識が育まれるとともに，保護者が会の活動のお世話をする姿を子どもに見せることができるなど，親子ともども社会性を育む良い機会となっています。

　このように，発音指導を通じて会員が定期的に集まることで，成長に伴って直面する問題を把握することができ，聴覚障害について学び続ける必要性を認識できるとても良い機会となっています。各支部での患者会の活動は，本会全体で行う研修会や合宿研修で報告し，情報を共有しています。

　次に，このような発音指導を患者会として行っている理由について述べたいと思います。

　患者会で発音指導を企画運営するメリットは，同じ障害をもつ本人や家族が，生活していくうえで直面する問題や悩み，その対処方法などを会員どうしで共有できることです。難聴は，見た目には障害の有無やその障害による不便さや生きづらさがわかりにくく，また，一生付き合わなければならない障害です。難聴が発見されてから就学，進学，就職し，成人となり，さらに仕事や家庭など社会の中で役割を担い，その難聴児者が親になっても難聴である事実は変わりません。患者の成長とともに直面する問題，生きづらさも多様化していき，個別化していきます。聴覚障害児者本人が抱える生きづらさを保護者が理解できなかったら，そのつらさを本人が一身に背負わなければなりません。その時々につながりをもち続け，患者本人や家族を周りから支え続けることが患者会の役割だと思います。

　本会五十余年（法人格を取得する前の任意団体であった「鈴の会」の時代を含む）の中で，時代は変わっても聴覚障害児者本人やその家族が突き当たる問題はそれほど変わらないことがわかりました。また，問題の傾向は似ているとはいえ，その対処法もさまざまなものがあることもわかってきました。問題の傾向や対処法の傾向がわかったのは，ご指導くださったSTの先生方や先輩会員の方々が試行錯誤を続け，学ばれた結果だと思います。この積み重ねができることが患者会の強みだと思います。

　聴覚障害児者が学び続ける動機づけの一つとして，専門職による根拠のある話（難聴の原因や訓練の方法，補聴器等福祉機器に関する情報，学会での聴覚に関する情報など）は

必要不可欠です。患者やその家族による経験則との二本柱。この両輪が有機的に機能することが，患者側も専門職側もお互いを高め合い，聴覚障害児者の生活を支えていくことにつながるのだと思います。

本稿執筆時の2021年は，新型コロナウイルス感染症（COVID-19）の影響で対面での指導や交流ができず，相手との間合いや雰囲気を探りながらという日々が続いていますが，Web会議システムなどを利用して遠隔地からでも指導を受けたり，情報交換をする環境を整えることができました。

進学や就職に伴い県外在住となった会員も増えてきたので，このようなツールを活用しながら，患者やその家族が孤立をしないように努めていきたいと思います。

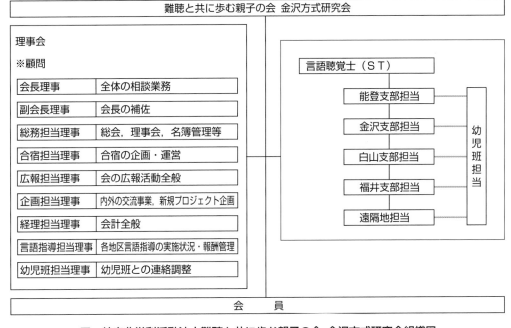

図　特定非営利活動法人難聴と共に歩む親子の会　金沢方式研究会組織図

〔編著者〕　　　　　　　　　　　　　　　　　　　　　　　　　（執筆分担）

能登谷晶子　福井医療大学保健医療学部　　　　　　　　　　　第5章Ⅰ，第6章Ⅰ・Ⅱ
（のとやまさこ）　医療法人社団耳順会　ひょうたん町耳鼻咽喉科医院

諏訪 美幸　社会医療法人財団董仙会　恵寿総合病院　　　　　第1章
（すわみゆき）

〔著　者〕（五十音順）

池田 泰子　目白大学保健医療学部　　　　　　　　　　　　　第4章Ⅲ・Ⅴ，コラム-1
（いけだやすこ）　目白大学耳科学研究所クリニック

大塚満美子　和田歯科医院　　　　　　　　　　　　　　　　　第2章Ⅰ〜Ⅲ・Ⅵ・Ⅷ
（おおつかまみこ）　耳鼻咽喉科クマダ・クリニック

折戸真須美　公立羽咋病院　　　　　　　　　　　　　　　　　第5章Ⅲ，第6章Ⅲ
（おりとますみ）

木村 聖子　社会医療法人財団董仙会　恵寿総合病院　　　　　第5章Ⅱ，第6章Ⅳ
（きむらきよこ）

外山 　稔　国際医療福祉大学福岡保健医療学部　　　　　　　第7章
（とやまみのる）

三村 邦子　川崎医療福祉大学リハビリテーション学部　　　　第3章Ⅰ〜Ⅲ・Ⅶ
（みむらくにこ）

薮越 文佳　公立能登総合病院　　　　　　　　　　　　　　　第2章Ⅳ・Ⅴ・Ⅶ・Ⅸ
（やぶこしふみか）

弓削 明子　京都先端科学大学健康医療学部　　　　　　　　　第3章Ⅳ〜Ⅵ・Ⅷ
（ゆげあきこ）

吉岡 　豊　新潟医療福祉大学リハビリテーション学部　　　　第4章Ⅰ・Ⅱ・Ⅳ
（よしおかゆたか）

〔コラム著者〕（五十音順）

一花 紗智　コラム-3
（いっかさち）

大岩 瑞枝　コラム-4
（おおいわみずえ）

宮下 恭子　コラム-2，コラム-5
（みやしたきょうこ）

症例から学ぶ
子どもの構音障害

2022年（令和4年）3月1日　初版発行

編著者	能 登 谷 晶 子
	諏 訪 美 幸
発行者	筑 紫 和 男
発行所	株式会社 建 帛 社 KENPAKUSHA

〒112-0011　東京都文京区千石4丁目2番15号
TEL（03）3944-2611
FAX（03）3946-4377
https://www.kenpakusha.co.jp/